PUBLICATIONS DU *MOUVEMENT MÉDICAL*

CLINIQUE HYDROTHÉRAPIQUE

DE

PLESSIS-LALANDE

PAR

Louis FLEURY

Professeur agrégé de la Faculté de médecine de Paris, etc., etc.

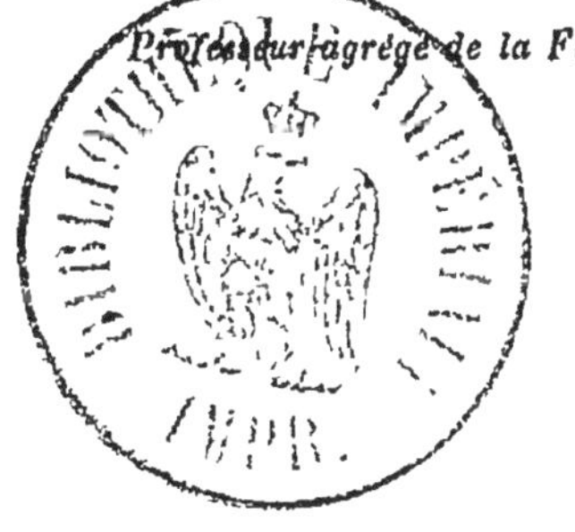

« C'est par la *Clinique de Bellevue* que
« M. Fleury a édifié l'hydrothérapie scien-
« tifique ; c'est par la *Clinique de Plessis-*
« *Lalande* qu'il va la consolider et la pro-
« pager. »

(AUBURTIN. *La Réforme médicale*, 5 mai 1867.)

DEUXIÈME FASCICULE

PARIS

P. ASSELIN, SUCCESSEUR DE BÉCHET JEUNE ET LABÉ

Libraire de la Faculté

PLACE DE L'ÉCOLE-DE-MÉDECINE

1869

CLINIQUE HYDROTHÉRAPIQUE

DE

PLESSIS-LALANDE

DU TRAITEMENT HYDROTHÉRAPIQUE DES AFFECTIONS ORGANIQUES DU CŒUR.

A Monsieur le professeur Bouillaud.

Illustre maître et bien cher ami,

En 1846, vaincu par les atroces angoisses de cet horrible *asthme de foin* qu'avec une trop complète connaissance de cause j'ai décrit, le premier, en 1852 dans le *Traité d'hydrothérapie*, en 1859 dans le *Progrès*, et qui, en 1862, a fait l'objet d'une excellente monographie publiée par le professeur Phœbus, de Giessen ; réduit au désespoir par l'inefficacité radicale et péremptoirement constatée de la thérapeutique classique, j'eus l'idée — à bout de ressources que j'étais — d'invoquer le secours de l'eau froide, dont les actions puissantes, mais encore pleines d'obscurité et de dangers, m'avaient été révélées, en 1837, par la lecture de quelques documents allemands fort peu scientifiques, mais établissant d'une manière incontestable que des cures remarquables et inespérées étaient obtenues au moyen de l'*hydrosudopathie*, à Graefenberg, par un paysan du nom de Priessnitz.

Pour que l'un des auteurs du *Compendium de médecine;* pour que l'un des agrégés de la Faculté de Paris ait eu le courage de faire intervenir une médication entachée d'empirisme, de charlatanisme; une médication que l'Académie avait déclarée être *en opposition avec toutes nos connaissances physiologiques et pathologiques* (1), il a fallu, n'est-ce pas, que le médecin fût bien malade ; mais, comme il ne s'est adressé ni à l'homœopathie, ni au magnétisme, ni au somnambulisme, ni à un zouave quelconque, et comme ses tentatives hydrothérapiques ne sont pas restées sans profit pour la science et pour l'humanité, j'espère que ses confrères les plus classiques et les plus austères lui ont pardonné, *aujourd'hui*, cette excursion en dehors du domaine sacro-saint de l'*alma mater* universitaire.

Quoi qu'il en soit, lorsque, au mois de juin 1846, je me plaçai en face de mes appareils, mon embarras ne fut pas médiocre ! Rien pour me guider ! Pas un document ayant la moindre valeur scientifique ; pas une observation satisfaisante au point de vue d'un diagnostic précis et d'une appréciation raisonnée de l'action thérapeutique de la médication. Je lisais que Priessnitz avait *fini* par repousser tous les malades chez lesquels il pouvait supposer l'existence d'une affection organique du cœur, et je n'étais pas sûr que mon cœur n'intervînt que

(1) Il est juste de dire pour l'honneur, sinon de la perspicacité du moins du jugement de l'Académie, qu'il ne s'agissait, en cette circonstance, que de l'hydrothérapie empirique de Priessnitz, Wertheim, Engel et consorts.

fonctionnellement dans les suffocations asphyxiques auxquelles j'étais en proie.

Vous savez, cher et illustre maître, quelle a été, dans cette circonstance difficile, ma manière de procéder ; vous savez que, décomposant la formule complexe et systématique de Priessnitz, et m'engageant résolûment dans la voie de la physiologie expérimentale, je me suis soumis, pendant deux années, à l'application des divers éléments de cette formule, d'abord en les étudiant chacun isolément, et ensuite en les associant entre eux suivant leurs combinaisons possibles. Ce n'est qu'après avoir déterminé ainsi l'*action physiologique* des *modificateurs hydrothérapiques* que j'en ai déduit les *actions thérapeutiques*, et que j'ai abordé la clinique.

Ici, une double voie m'était ouverte : justifier l'action physiologique et thérapeutique d'une *médication* donnée par son efficacité constatée dans le traitement d'une maladie de nature déterminée ; établir la nature de la maladie par l'efficacité d'une médication dont l'action physiologique avait été au préalable nettement établie. Et c'est ainsi que j'ai pu, d'une part, constater la puissance thérapeutique des *médications hydrothérapiques révulsive*, *résolutive*, *reconstitutive*, *antipériodique*, etc., et, d'autre part, reconnaître le rôle pathogénique si important qu'il faut attribuer à la *circulation capillaire*, au *système nerveux vaso-moteur*, aux *actions réflexes*, à la *congestion sanguine*, etc.

Une fois en possession de mon *criterium*, je fus théoriquement, doctrinalement amené à penser que les maladies organiques du cœur, loin d'être une contre-indication absolue à l'emploi des modificateurs hydrothérapiques, présentent, au contraire, des indications importantes auxquelles l'application méthodique de ces modificateurs doit satisfaire beaucoup mieux que toute autre médication connue. Je vous fis part de cette opinion, et je n'eus pas de peine à vous la faire partager ; dès lors, ce fut avec votre concours, vos encouragements, et parfois sous l'influence de vos instances, que j'appliquai l'hydrothérapie au traitement des affections organiques du cœur.

Les résultats de cette pratique confirmèrent nos prévisions et dépassèrent nos espérances ; ils furent consignés dans mes diverses publications, et quelques-uns des plus remarquables figurent aux pages 381, 388, 391, 903, 909, 1154 du *Traité d'hydrothérapie* (1866).

Eh bien, cher maître, malgré votre intervention, malgré l'autorité incontestable et incontestée de votre nom, malgré mes efforts, les maladies organiques du cœur sont restées, pour un grand nombre de médecins, — je parle des plus éminents, — une contre-indication absolue à l'emploi de l'hydrothérapie. Tant il est rare, qu'absorbés qu'ils sont par les exigences d'une grande clientèle, les plus instruits et les plus consciencieux de nos confrères puissent se tenir au courant des travaux, des recherches, des acquisitions qui, en dehors de deux ou trois services nosocomiaux, contribuent le plus puissamment au progrès de la science.

Il faut donc répéter et prouver encore une fois : que, par son action régulatrice de la circulation centrale et de la circulation capillaire ; que, par l'action réflexe qu'elle exerce sur les centres nerveux et le système vaso-moteur ; que, par ses actions révulsive, résolutive et reconstitutive, l'hydrothérapie scientifique, appliquée au traitement des affections organiques du cœur, est une médication spécifique puissante et d'une remarquable efficacité, *absolument exempte, d'ailleurs, de tout danger, de tout inconvénient lorsqu'elle est méthodiquement administrée par des mains habiles et expérimentées.*

Certes, l'hydrothérapie ne guérit pas les malades atteints, *depuis longtemps*, d'une lésion caractérisée du cœur ; elle n'a point la prétention de faire justice des rétrécissements, des insuffisances, des hypertrophies qui se rattachent à des lésions organiques fatalement réfractaires à toutes les ressources de la science ; mais elle a celle d'arrêter ou de ralentir souvent la marche de la lésion, de la faire rétrograder parfois, de soulager les malades *toujours*, et de prolonger leur existence à ce point, que des malheureux qui n'avaient manifestement plus que *quelques jours à vivre*, existent encore après sept années écoulées, et ne sont pas près de mourir. A ce point de vue, ni vous, ni Auburtin n'avez certainement oublié madame Albert, celle que les habitants de Schwalheim ont appelée la *ressuscitée*, et dont l'observation se trouve à la page 391 du *Traité d'hydrothérapie.*

Ces faits qui, au premier abord, semblent invraisemblables et inexplicables, ne font que confirmer de tous points les considérations physiologiques, pathologiques et thérapeutiques, dans lesquelles j'ai établi qu'un grand nombre de malades atteints d'altérations organiques graves (*tubercules pulmonaires*, *cancer*, etc.) meurent non par les effets directs et immédiats de ces altérations, mais par l'influence de troubles fonctionnels et organiques, accessoires et occasionnels, et plus ou moins inévitablement produits par les altérations en question, de telle sorte que, si l'on parvient à dominer ces complications et à prévenir leur retour, — l'on replace et l'on maintient la maladie, pendant plus ou moins longtemps, dans un état de simplicité compatible avec la vie.

C'est là ce qu'avait parfaitement compris Auburtin, lorsque, en m'adressant madame Albert, il m'écrivait : « Je pense qu'ici et suivant vos doctrines, l'état général de la malade domine la scène, et que c'est vers lui que doivent tendre tous les efforts de la thérapeutique. »

Je devrais maintenant laisser la parole aux faits sur lesquels je désire appeler votre attention et celle de nos confrères, mais l'hydrothérapie est encore — sciemment ou insciemment — l'objet d'assertions et d'appréciations si fausses, si ridicules, si dangereuses, qu'il faut bien mettre à néant, au préalable, certaines erreurs émises par des praticiens qui, n'étant ni hydriâtres, ni médecins, — je ne dis pas docteurs, — voudraient persuader, sinon aux médecins, voire au docteurs, du moins au public, qu'ils possèdent seuls la notion des indications et des contre-indications sur lesquelles doit reposer l'HYDROTHÉRAPIE POSITIVE, — c'est-à-dire l'hydrothérapie qu'ils pratiquent et que, par des motifs qui n'appartiennent plus à la discussion scientifique, ils voudraient faire considérer comme la meilleure et la plus sûre des hydrothérapies passées, présentes et futures.

N'osant plus affirmer, en présence des résultats acquis, que les affections organiques du cœur sont une contre-indication absolue à l'emploi de l'hydrothérapie scientifique, mais ne se souciant guère, probablement, de se charger de malades dont le traitement exige impérieusement l'intervention directe et constante du médecin, — d'un médecin instruit, habile, expérimenté, — l'on voudrait réduire le traitement hydrothérapique de ces affections à un petit nombre de cas simples, faciles, ne pouvant pas engager d'une manière sérieuse la responsabilité du médecin, et à cet effet l'on proclame que l'hydrothérapie est indiquée, et qu'elle produit les plus heureux résultats, *lorsque la lésion cardiaque étant encore peu accusée, l'état cachectique est fort grave!*

M. Leroy-Dupré aurait dû s'apercevoir que ce langage est aussi peu médical dans les mots que dans les choses.

En effet, l'on ne donne guère le nom de *cachexie* à l'ensemble des phénomènes morbides que peut produire *la plus accusée* des affections organiques du cœur; l'on dit bien la *cachexie scorbutique, vénérienne, cancéreuse, syphilitique*, etc., mais on ne dit pas la *cachexie cardiaque*.

D'autre part, quelle est donc la *cachexie fort grave* que peut déterminer directement une lésion cardiaque *encore peu accusée?* Si, en pareille circonstance, la cachexie existe, c'est qu'elle se rattache à une maladie intercurrente, à une complication, et dans ce cas il ne s'agit plus que de savoir si *la lésion cardiaque encore peu accusée* est — oui ou non — une contre-indication au traitement hydrothérapique de cette maladie.

Mais si une *lésion cardiaque fort grave* est accompagnée d'un *état cachectique encore peu accusé*, quel est, suivant M. Leroy-Dupré, le rôle de l'hydrothérapie ?

Et si une lésion cardiaque, peu ou très-accusée, n'est accompagnée d'aucun état cachectique ?

Toutes ces questions restent sans solution ; mais, afin d'éclairer son dogmatisme par la clinique, M. Leroy-Dupré raconte l'histoire d'un malade qui, atteint d'une affection du cœur, *est mort sous la douche*, — une douche *d'une seconde* de durée ! — en poussant UN *cri* UNIQUE. — Si la douche avait eu *deux* secondes de durée, le malade aurait probablement poussé *deux* cris *uniques !*

C'est là un fait grave, quoi qu'il en soit, et il importerait d'en faire connaître tous les éléments, afin de lui donner sa véritable interprétation ; malheureusement, M. Leroy-Dupré ne nous dit pas dans laquelle des catégories précédentes il faut ranger ce malade ; il néglige le diagnostic ; il ne nous indique pas de quelle sorte de douche il s'agit, et, enfin, il ne se demande pas quelle a pu être la cause de la mort de ce malheureux, qu'on a eu la délicate attention, pour lui administrer cette douche inconnue d'une seconde de durée, de COUCHER *sur un fond de bois* (1) ! Ingénieux procédé opératoire que nous avons omis de décrire, mais que nous nous ferons un devoir de faire figurer dans la 4e édition du *Traité d'hydrothérapie*... en recommandant de ne jamais en faire usage, surtout pour les malades atteints d'une affection du cœur, des poumons, du cerveau, etc.

M. le docteur Tartivel, ayant entrepris la tâche difficile de découvrir une valeur scientifique quel-

(1) Voyez *Clinique de Plessis-Lalande*, 1er fasc., p. 134.

conque dans l'élucubration de son directeur, « *riche et désintéressé,* » a commenté de la manière suivante le texte de M. Leroy-Dupré.

« En ce qui concerne les *maladies organiques du cœur*, dit M. le docteur Tartivel, il convient, ainsi que M. Leroy-Dupré le fait judicieusement (*sic !*) observer, d'établir une distinction importante. Lorsque prédomine l'état cachectique, l'anémie qui accompagne si souvent le rhumatisme articulaire chronique compliqué de lésions cardiaques relativement récentes, il est rationnel de faire appel à l'action puissamment reconstitutive et résolutive des douches froides, d'une part, afin de relever l'état général et de rétablir la composition normale du sang; d'autre part, dans le but de résoudre les exsudats plastiques qui gênent la circulation cardiaque, tentative qui peut être et qui a été quelquefois suivie de succès lorsque les exsudats fibrineux n'avaient pas une date trop ancienne. »

Sous la plume plus médicale de M. Tartivel, la *cachexie cardiaque* de M. Leroy-Dupré devient *l'anémie qui accompagne si souvent le rhumatisme articulaire chronique compliqué de lésions cardiaques*, et en témoignant ici en faveur des actions reconstitutive et résolutive de l'eau froide, M. Tartivel nous prouve qu'il n'a oublié ni les doctrines que nous lui avons enseignées, ni les faits dont nous l'avons rendu témoin ; mais là n'est point la question.

M. Tartivel proclame *qu'une distinction importante a été judicieusement établie par M. Leroy-Dupré,* en ce qui concerne le traitement hydrothérapique des maladies organiques du cœur, mais il n'indique pas cette *distinction importante,* et lui-même n'en établit aucune. Il y a, suivant lui, *indication* à faire intervenir l'hydrothérapie « *lorsque prédomine l'anémie qui accompagne*, etc., » mais il ne pose aucune *contre-indication* ; aucune de ces fameuses *contre-indications* qui sont l'une des bases de l'*hydrothérapie positive*, à l'érection de laquelle travaille aujourd'hui M. Tartivel, sous les auspices de son directeur, « *riche et désintéressé*. »

Nous sommes donc obligé de constater, à notre grand regret, qu'en ce qui concerne le traitement hydrothérapique des maladies organiques du cœur, M. Tartivel se montre aussi peu *judicieux* que M. Leroy-Dupré, et puisque l'*hydrothérapie positive* laisse ici le praticien dans l'ignorance et l'incertitude les plus absolues, nous allons essayer de l'éclairer, en nous appuyant sur les faits que nous a fournis la modeste *hydrothérapie rationnelle*, *scientifique*, *méthodique*, que nous avons laborieusement et consciencieusement créée par vingt années d'un labeur non interrompu.

En procédant du simple au complexe, nous allons d'abord donner la parole à un jeune et distingué confrère, qui a bien voulu rédiger lui-même son observation.

Obs. I. — Je suis âgé de 30 ans, d'un tempérament lymphatique et d'une faible constitution.

Je m'étais toujours bien porté, lorsque depuis l'âge de 9 ans, et dans un court espace de temps, je fus atteint de trois maladies graves : 1° un rhumatisme musculaire aigu, siégeant aux membres inférieurs et d'une durée de dix jours ; 2° une fièvre typhoïde survenant quatre mois après ; 3° enfin, une fièvre d'une durée de cinq à six septénaires, à laquelle mes souvenirs ne me permettent pas de donner un nom.

A partir de cette dernière maladie, j'eus des épistaxis abondantes qui se reproduisirent fréquemment, tous les ans, jusqu'à ma vingtième année ; provoquées quelquefois par un léger exercice, elles avaient lieu, la plupart du temps, sans cause appréciable.

Aucun traitement sérieux ne fut dirigé contre cette diathèse hémorrhagique, qui eut pour résultat de me plonger dans une anémie profonde.

En 1859, me trouvant à Toulouse, où je m'étais rendu pour commencer mes études en médecine, je fus atteint de scorbut; la maladie persista pendant plusieurs mois et ne céda qu'au changement d'air et de régime, pendant un long séjour à la campagne.

L'année suivante, je me décidai, autant pour améliorer mon état général que pour combattre une dyspepsie dont je souffrais depuis quelque temps, et qui avait résisté à tous les médicaments préconisés en pareil cas, à me livrer à des exercices gymnastiques. Cinq mois de ce traitement suffirent pour me délivrer de ma dyspepsie, de mes épistaxis et pour améliorer mon état général.

En 1861, comptant un peu trop sur mes forces, je partis pour Toulon, décidé à entrer dans la chirurgie de marine. J'étais depuis deux mois dans cette ville, lorsque je fus atteint, le 1er mai, d'un rhumatisme articulaire aigu, compliqué au troisième jour d'endocardite.

Le 25 juin 1861, pouvant à peine supporter les fatigues d'un long voyage en chemin de fer, je rentrai dans les Pyrénées-Orientales pour me rétablir. Les dernières traces de rhumatisme disparurent rapidement, mais il n'en fut pas de même de la lésion du cœur : toutes les fois que je me jetais sur mon lit pour me reposer, j'éprouvais, pendant une ou deux minutes, une vive douleur à la région précordiale; les battements de cœur étaient tumultueux et la respiration haletante. Ces phénomènes, qui étaient d'autant plus marqués que je me jetais plus brusquement sur mon lit, diminuèrent graduellement d'intensité, pour disparaître presque complétement cinq ou six mois après.

En mai 1862, je partis pour Montpellier, afin de continuer mes études en médecine. Là, je consultai le docteur Bouisson, qui, après avoir constaté une hypertrophie considérable du cœur avec lésion des valvules, prescrivit un traitement hydrothérapique et un régime sévère (*privation de café, d'alcool et de toute espèce d'excitants*).

Sans toutefois faire d'excès, il faut avouer que je ne suivis pas ces sages conseils.

En août 1866, époque à laquelle je fus reçu docteur, l'état du cœur n'était pas sensiblement modifié ; mais l'état général était moins bon (*congestion pulmonaire et cérébrale, irrégularité du pouls, etc.*).

A la suite de courses de nuit, en voiture découverte, par un temps froid et humide, le 15 avril 1867, je fus, pour la seconde fois, atteint d'un rhumatisme articulaire aigu, affectant successivement presque toutes les grandes articulations. Le 5 mai, dans la soirée, douleur aiguë à la région précordiale, dyspnée intense, irrégularité marquée du pouls. Je fais appliquer immédiatement 20 sangsues à la base de la poitrine et du côté gauche, un très-large vésicatoire *loco dolenti*, et je prends 20 gouttes de teinture de digitale dans l'espace de quatre heures. Dix ou douze heures après, tout avait disparu, et le 10 juin, après bien des souffrances, j'entrais en convalescence.

Cette dernière maladie m'a rendu plus impressionnable aux influences atmosphériques ; mais, en revanche, les congestions pulmonaires et cérébrales ont notablement diminué d'intensité et de fréquence, et le pouls, qui était irrégulier, a perdu ce caractère. De plus, en me rendant à Plessis-Lalande, pour suivre un traitement hydrothérapique sous l'habile direction du docteur Fleury, j'ai consulté à Montpellier le docteur Bouisson, qui m'avait vu pour la dernière fois en août 1866, et il a constaté une diminution dans le volume du cœur et une amélioration du bruit de souffle.

Le 11 mai 1868, M. le docteur D... s'installait à Plessis-Lalande, et nous constations l'état suivant :

État actuel. — Anémie prononcée ; facies altéré, exprimant un état de faiblesse générale et de souffrance ; la marche, le moindre exercice musculaire provoquent de l'essoufflement, des palpitations, de la dyspnée, une fatigue exagérée, un mouvement de congestion sanguine vers la tête. L'appétit est développé, mais les digestions sont souvent laborieuses.

La pointe du cœur bat dans le sixième espace intercostal et en dehors du mamelon; l'impulsion est forte et soulève visiblement la paroi thoracique, mais il n'existe aucune voussure appréciable, et les espaces intercostaux ne sont pas visiblement élargis. Il n'existe pas de frémissement cataire appréciable. L'hypertrophie de l'organe est évidente, mais elle n'a point atteint un degré considérable. Les battements du cœur sont réguliers; le premier claquement est accompagné d'un bruit de souffle intense, rude, parcheminé, ayant son summum d'intensité à la base du cœur. Le pouls est petit, sans intermittences.

La percussion de la poitrine ne donne que des signes négatifs; mais à l'auscultation, l'on constate que dans le tiers inférieur des deux poumons le bruit d'expansion pulmonaire, de respiration vésiculaire est remplacé par un bruit respiratoire rude, accompagné de râles sous-crépitants. Une inspiration profonde provoque la toux, que détermine également la marche accélérée et tout mouvement un peu violent.

Le traitement est commencé *le* 12; il consiste, pendant les huit premiers jours, dans l'administration biquotidienne d'une douche mobile en éventail, promenée rapidement et énergiquement sur toute la surface du corps, en commençant par la tête, et terminée par la douche en jet dirigée sur les membres inférieurs et principalement sur les pieds. La durée totale de la douche ne dépasse point 10 à 15 secondes. Le choc de l'eau produit une assez vive suffocation et une légère douleur occipitale, mais le tout se dissipe au bout de quelques minutes.

20 *mai*. — Douche générale en pluie de 15 secondes; douche générale en éventail et douche en jet sur les extrémités inférieures. Durée totale de la douche, 1 minute. Le traitement est parfaitement supporté, et déjà M. le docteur D... se sent plus dispos, plus fort, il res-

pire plus facilement et fait, sans fatigue, d'assez longues promenades.

1er *juin.* — Le malade se sent transformé; il s'étonne d'un résultat aussi prompt et aussi favorable. Depuis bien des années, il n'a éprouvé un pareil bien-être. Il fait de longues promenades sans fatigue, et aussi, — ce qui lui est particulièrement agréable, — sans essoufflement et sans toux.

13 *juin.* — Le malade s'est trop abandonné à la vivacité de son appétit. Il est survenu un embarras gastrique assez intense, mais deux purgatifs salins en ont fait justice.

M. le docteur D... quitte Plessis-Lalande le 26 juin dans un état de santé fonctionnelle qui ne lui laisse rien à désirer. Il a recouvré toutes ses forces musculaires; l'exercice ne lui cause plus aucun trouble; les digestions sont excellentes; le pouls est plus fort et parfaitement régulier; le choc de la pointe du cœur est moins violent; le bruit de souffle qui accompagne le premier temps est notablement moins rude; la respiration vésiculaire est normale dans toute l'étendue des poumons.

Si vous en étiez encore, mon cher maître, à colliger des observations pour établir l'existence de la loi de coïncidence dont la découverte est l'un de vos titres de gloire, vous enregistreriez celle de notre confrère D...; mais il y a vingt-cinq ans, dans mon concours d'agrégation et dans une leçon sur l'endocardite, que peut-être vous n'avez pas oubliée, j'ai déjà pu la proclamer sans être contredit, et aujourd'hui aucun praticien ne s'étonnera de voir un rhumatisme articulaire aigu se compliquer deux fois de suite, à cinq années d'intervalle, d'une endocardite devenue la cause déterminante d'une lésion organique du cœur, caractérisée par un rétrécissement de l'orifice aortique et une hypertrophie consécutive du cœur.

Ici, nous sommes en présence d'une lésion cardiaque *parfaitement accusée*, laquelle, si elle n'est pas accompagnée d'un *état cachectique fort grave*, a déjà donné naissance à des phénomènes morbides qu'il importe de combattre efficacement, et au plus tôt, pour éviter le développement rapide de l'anémie, des congestions sanguines, des suffusions séreuses, des troubles fonctionnels nombreux qui constituent l'état morbide général que vous avez si bien décrit, et que tout le monde connaît.

Sans m'arrêter aux *distinctions importantes* invoquées, mais non formulées par MM. Leroy-Dupré et Tartivel, j'ai fait intervenir l'hydrothérapie méthodique, et j'en ai obtenu les plus heureux résultats. — A la vérité, les douches ont eu plus d'une seconde de durée, et le malade, qui n'a pas été couché sur un fond de bois, n'a poussé aucun cri.

L'action de l'eau froide a-t-elle été empirique, et faut-il la constater et l'accepter sans pouvoir s'en rendre compte? Est-il possible, au contraire, de l'expliquer et d'établir que la médication a été rationnelle, scientifique, en parfait accord avec *nos connaissances physiologiques et pathologiques ?*

C'est à la seconde de ces questions que nous croyons pouvoir répondre par l'affirmative, et nous espérons qu'aujourd'hui l'Académie elle-même consentirait à accueillir favorablement nos explications.

Sous l'influence *excitatrice* de l'eau froide, venant frapper la peau dans des conditions rigoureusement déterminées de disposition moléculaire, de température et de percussion, il se produit une action nerveuse réflexe ressentie par le système vaso-moteur ; la circulation cardiaque, la circulation des vaisseaux gros, moyens et petits, la circulation capillaire surtout, deviennent plus actives, ainsi qu'il est facile de le constater par l'examen de l'organe central, du pouls, de la coloration des téguments, de la température animale, de l'amplitude de la respiration, etc.

La distribution du sang dans toutes les parties de l'organisme est ramenée à sa régularité, à son harmonie, à son équilibre, et l'eau froide exerce ainsi une action *révulsive et résolutive*, laquelle fait disparaître les congestions sanguines qui peuvent occuper divers organes et qui, dans l'espèce, occupaient les poumons et le cœur, troublant les fonctions respiratoires dans les premiers et fournissant au second les éléments d'une hyperplasie progressive.

Mais *le sang se fait dans les capillaires*, comme le disait Gerdy ; mais ce sont les produits de la digestion qui fournissent au sang ses éléments de réparation, voilà pourquoi l'hydrothérapie méthodique possède une *action reconstitutive* spécifique, qui en fait, comme vient de le proclamer un éminent praticien, notre excellent collègue M. Guéneau de Mussy, l'agent héroïque du traitement de la chlorose, des anémies et des cachexies.

Et ce n'est pas tout. La circulation capillaire tient sous sa dépendance les fonctions de sécrétion et d'absorption, et voilà pourquoi l'hydrothérapie méthodique est un agent spécifique héroïque lorsqu'il s'agit d'obtenir la *résorption* de certains produits morbides déposés dans les cavités naturelles, à la surface ou dans la trame des organes.

Et il devient alors facile de comprendre comment l'hydrothérapie peut — dans des limites déterminées — produire la résorption partielle, ou même complète, des produits fibrineux déposés à la surface des valvules cardiaques, comme elle amène celle d'un grand nombre d'hydropisies, celle des produits extra et intra-articulaires qui accompagnent l'arthrite chronique, les ankyloses, les tumeurs blanches, etc.

Ce n'est donc pas vous, mon cher et illustre maître, qui vous étonnerez en lisant que M. D.... a quitté Plessis-Lalande, sinon *guéri*, du moins dans un état de *santé fonctionnelle* très-satisfaisant.

Sans doute, la *santé organique* n'a pas recouvré son intégrité; le cœur est encore trop gros, il existe encore des lésions valvulaires, mais les altérations sont non-seulement compatibles avec la vie, mais encore compatibles avec une vie exempte de toute souffrance.

Sans doute aussi, les altérations peuvent, dans un temps plus ou moins prochain, compromettre de nouveau le libre exercice des fonctions, soit en raison de leur marche progressive, soit sous l'influence d'une mauvaise hygiène, soit par l'intervention d'une cause morbigène accidentelle; mais elles peuvent également persister pendant longtemps sans modifier défavorablement l'état actuel.

Que faut-il en conclure? Que notre confrère doit rigoureusement s'observer; qu'il doit se soumettre à une hygiène appropriée; qu'il doit éviter avec soin toute influence morbigène, particulièrement les influences saisonnières, atmosphériques, de froid, d'humidité, capables de ramener le rhumatisme, et enfin que, le cas échéant, il devra combattre tout phénomène morbide dès son apparition, quitte à recourir de nouveau à la médication dont il proclame en ce moment la puissance bienfaisante avec conviction et gratitude.

Obs. II. — Le 27 juin 1867, Mme G... m'est adressée par M. le docteur Adolphe Richard, pour une affection utérine, accompagnée de névropathie, que l'éminent praticien avait considérée comme justiciable de l'hydrothérapie. Cette dame était accompagnée de son mari, homme de haute stature, de constitution vigoureuse, de tempérament sanguin, âgé de 56 ans, et malade depuis plusieurs années.

M. G... a été atteint, à plusieurs reprises, de douleurs plus ou moins vives, qui ont été qualifiées de rhumatismales ; mais depuis cinq ou six ans, la maladie a revêtu très-nettement les caractères de la goutte, et les douleurs sont revenues par accès, occupant tantôt une articulation, tantôt une autre. D'abord, les accès ne se sont montrés qu'à des intervalles de plusieurs mois, et ont eu pour siéges exclusifs les articulations des gros orteils ; puis ils sont devenus plus fréquents et ont affecté les doigts, les poignets, les genoux, les hanches, les coudes, en un mot, presque toutes les articulations du corps ; parfois elles sont exclusivement musculaires.

Les accès sont accompagnés de douleurs très-vives, de malaise général, de fièvre, de palpitations, de gêne dans les mouvements, lesquels deviennent parfois entièrement impossibles, quoique les articulations ne présentent pas une rougeur et une tuméfaction très-marquées.

Les accès ne durent guère que 4, 6 ou 8 jours ; mais ils se sont rapprochés à ce point, que M. G... est presque constamment plus ou moins souffrant. Ils sont d'ailleurs provoqués par les excès de marche et par les écarts de régime.

Mais la goutte n'est pas la seule maladie dont M. G...

ait à se plaindre ; il existe une affection organique du cœur nettement accusée par une augmentation notable du volume de l'organe et un bruit de souffle rude, intense, se faisant entendre au premier temps. Le pouls est petit, souvent intermittent ; la respiration est courte, gênée et devient anxieuse sous l'influence de la marche ou du plus léger exercice ; le malade a une petite toux habituelle qui le fatigue beaucoup et qui souvent, surtout pendant la nuit, se transforme en quintes opiniâtres ; l'expectoration est nulle ou séro-muqueuse. La percussion ne dénote rien d'anormal ; mais à l'auscultation, l'on perçoit dans le tiers inférieur des deux poumons un râle très-fin, un véritable râle crépitant. De l'ensemble de ces phénomènes, l'on est amené à conclure qu'il s'agit ici, non d'une congestion sanguine, mais d'une infiltration séreuse, d'un œdème des poumons. Souvent, vers le soir, surtout lorsque M. G... a marché plus que de coutume, les pieds et les jambes sont infiltrés.

M. G... est un grand mangeur et un gourmet, mais ses digestions sont laborieuses, pénibles, et il a souvent des embarras gastriques dont un purgatif salin et quelques jours de diète font justice.

Malgré ses apparences robustes, M. G... est profondément anémique ; le teint est plombé, les muqueuses et les ongles sont décolorés.

Au moment de quitter Paris pour s'installer à Plessis-Lalande avec sa femme, M. G... va consulter un médecin, notre cher et excellent ami M. le docteur X..., et lui demande si le traitement hydrothérapique auquel va être soumise Mme G... ne lui pourrait pas être appliqué avec avantage à lui-même.

« Non, lui répondit l'éminent praticien ; s'il ne s'agissait que de votre affection goutteuse, je vous conseillerais peut-être l'eau froide, mais vous avez une maladie de cœur que je considère comme une contre-indication absolue. »

Après quelques jours de séjour à Plessis, M. G..., frappé des résultats obtenus sous ses yeux et pressé par les exhortations des malades de l'établissement, se plaint à moi du mauvais état de sa santé, me demande de l'examiner, et de lui appliquer le traitement hydrothérapique au cas où je le jugerais convenable.

Examen fait, diagnostic et pronostic posés, je n'hésite pas à conseiller l'hydrothérapie.

« — Mais, me dit alors M. G..., je ne dois pas vous cacher que si vous êtes complétement d'accord avec un médecin que j'ai consulté à Paris, M. X..., sur la manière d'envisager la nature et la marche de la maladie, vous ne l'êtes plus en ce qui concerne le traitement. Votre confrère m'a recommandé instamment de ne pas me soumettre à l'hydrothérapie.

« — Eh! cher Monsieur, que ne me l'avez-vous dit plus tôt! Je n'eusse certainement pas consenti à vous examiner, et dans tous les cas, je refuse absolument de vous traiter.

« — Pourquoi? J'ai pleine confiance dans les lumières de M. X..., mais dès qu'il s'agit d'hydrothérapie, je vous crois plus compétent que lui, et dès lors, c'est votre avis que je désire suivre.

« — Je regrette de ne pouvoir vous satisfaire, mais j'ai pour M, X..., non-seulement une haute estime, mais encore une vive amitié, et tout ce que je puis faire, c'est de vous proposer de nous réunir en consultation.

« — Mais M. X... n'est pas mon médecin habituel. Je n'habite point Paris; je l'ai consulté en passant; dans quelques mois je vais retourner en Espagne, et nous n'entendrons plus parler l'un de l'autre. Vos scrupules sont donc sans objet.

« — Telle peut être votre manière de voir, cher Monsieur, mais elle n'est pas la mienne. »

Pendant quinze jours, il ne fut plus question de rien; mais M. G... était fort tourmenté par ses douleurs, et malgré la digitale, les palpitations, la toux, l'oppression, l'œdème des extrémités inférieures persistaient, et les malades qui entouraient M. G..., sa femme elle-même, le pressaient chaque jour davantage de faire intervenir l'eau froide.

Le 25 juillet, M. G... m'aborde en me disant :

« — Mon cher docteur, ma santé va de mal en pis ; vous avouerez bien que je ne dois pas être la victime de scrupules que je considère comme exagérés, ni celle du dissentiment thérapeutique qui vous sépare de M. X... Puisque vous êtes resté inexorable, j'ai cherché un moyen pour dénouer le nœud gordien, et je crois l'avoir trouvé. J'ai vu un médecin dont ni M. X... ni vous ne contesterez l'autorité et la compétence ; je ne lui ai parlé ni de M. X..., ni de vous, ni de l'hydrothérapie ; je l'ai prié, tout simplement, de m'examiner et de m'indiquer le traitement que je dois suivre ; or, ce médecin m'a conseillé l'hydrothérapie, ainsi que vous pouvez vous en convaincre à l'instant. »

Et M. G... me tendait un pli, — devant lequel il ne me resta plus qu'à m'incliner, car ce pli était une consultation signée BOUILLAUD (1).

Le traitement hydrothérapique fut commencé le surlendemain 27 juillet.

Huit jours de douches générales, en pluie et en jet, d'une durée de 15 à 20 secondes, suffirent pour faire disparaître, sans retour, l'infiltration séreuse des extrémités inférieures et des poumons, et, par conséquent, pour débarrasser le malade de sa toux et de son oppression.

Des sudations en étuve sèche, suivies de douches ou d'immersions, des douches articulaires firent disparaître la raideur des articulations et rendirent la marche, l'exercice, les mouvements indolents et faciles. Pendant un mois, la goutte, annoncée par ses prodromes habituels, menaça le malade à plusieurs reprises, mais les accès furent toujours prévenus, ou arrêtés dès leur début, par l'administration de la liqueur Laville.

Bientôt se manifesta l'action reconstitutive de l'hydrothérapie ; les digestions étant devenues bonnes, le sang

(1) Si j'ai reproduit ces détails, c'est qu'ils m'ont paru avoir une certaine importance pour la déontologie médicale et pour l'histoire pratique de l'hydrothérapie.

se reconstitua, le teint devint coloré, et toute trace d'anémie finit par s'effacer.

Les fonctions de circulation se modifièrent non moins heureusement; le pouls devint normal, les palpitations disparurent après avoir graduellement diminué de fréquence et d'intensité; le bruit de souffle est notablement moins fort et moins rude.

En un mot, le 27 septembre, M. G... quitte Plessis-Lalande dans un état de santé qu'il ne connaissait plus depuis un grand nombre d'années, et il retourne en Espagne, où, à l'heure qu'il est, les bienfaits de l'hydrothérapie ne se sont pas démentis.

Cette observation est remarquable à plus d'un titre.

Voici un état morbide complexe : la goutte et une affection organique du cœur; n'est-ce là qu'une simple coïncidence, ou bien la maladie cardiaque est-elle la conséquence, l'effet de l'affection goutteuse? Il est difficile de se prononcer avec certitude, mais en étudiant la marche des deux maladies, il devient probable que c'est à la diathèse goutteuse, rhumatismale, qu'il faut attribuer le développement de la lésion cardiaque.

Quoi qu'il en soit, à un moment donné, la double maladie compromet gravement la santé et fait naître les plus sérieuses appréhensions pour un avenir prochain; il faut que la médecine intervienne efficacement et au plus tôt; mais quels sont les moyens dont elle dispose et quelle en est l'efficacité? Les médecins, — et les malades surtout, — ne le savent que trop!

L'hydrothérapie scientifique se présente comme une ressource précieuse, comme une médication spécifique, comme un agent dont l'efficacité, dans des cas analogues, a été cent fois démontrée ; — mais l'un des praticiens les plus éminents, les plus justement estimés de Paris, la repousse et la considère comme absolument contre-indiquée par l'existence de la maladie cardiaque.

Vous intervenez, mon cher maître, sans vous douter du rôle que vous êtes appelé à jouer; grâce à vous, l'hydrothérapie est méthodiquement appliquée, et non-seulement elle exerce l'action la plus heureuse sur la goutte et sur l'état général du malade, mais elle produit encore dans l'état organique et fonctionnel du cœur des modifications que Auburtin a suivies et constatées de manière à ne pas conserver le moindre doute sur la relation de cause à effet entre la médication et la marche des phénomènes morbides.

Nous allons revenir sur ce sujet, mais permettez-moi de vous signaler d'abord l'action puissante, *spécifique* (je ne saurais trop insister sur ce mot) que possède l'hydrothérapie pour faire disparaître, — dans des limites que nous indiquerons bientôt, — certaines suffusions séreuses, spécialement celles qui se rattachent aux maladies du cœur et à l'albuminurie, et pour en prévenir le retour. Monneret témoignait hautement en sa faveur il y a quelques jours, et il ne me démentira certainement pas si je dis que cette action est autrement puissante et efficace que celle des diurétiques, de la digitale, des purgatifs, des sudorifiques, de tous les agents de la thérapeutique classique.

Quant à vous, cher et illustre maître, vous l'admettrez d'autant plus facilement, qu'elle a pour instrument la circulation capillaire, et que c'est à vous qu'appartient, en grande partie, l'honneur d'avoir établi le rôle que joue la circulation veineuse dans la genèse des hydropisies

Les modifications qui, sous l'influence de l'hydrothérapie méthodique, se produisent parfois dans l'intensité et dans le timbre des bruits cardiaques manifestement produits par des lésions valvulaires, méritent également une attention toute particulière. Ces manifestations, il faut l'avouer, ne surviennent guère que dans les cas où la maladie n'est pas très-ancienne, où les bruits morbides n'ont pas un caractère très-prononcé de rudesse, mais elles n'en sont pas moins fort remarquables. J'ai cru, et je crois encore, pouvoir les attribuer à une disposition moléculaire amenée par l'absorption dans les tissus morbides qui ont leur siége sur la membrane interne du cœur et sur les valvules, mais je me demande si parfois n'intervient pas un autre élément. Les affections cardiaques dont il s'agit sont souvent accompagnées d'anémie, d'un changement dans la constitution chimique et physique du sang; cet état morbide du liquide sanguin n'est-il pas pour quelque chose dans la production des bruits anormaux du cœur, et n'est-ce pas en reconstituant le sang que l'hydrothérapie modifie ces bruits? Je pose la question, cher maître; à vous d'y répondre.

J'ai consacré, dans mon livre (p. 457), un chapitre spécial au traitement hydrothérapique de la goutte, et j'y ai nettement établi les indications et la mesure dans lesquelles il est bon de faire intervenir l'eau froide. L'observation de M. G... confirme mes assertions; elle montre combien l'hydrothérapie peut être utile pour modifier l'état général des sujets chez lesquels la goutte tend à devenir chronique, atonique, permanente, et pour combattre les lésions articulaires que chaque accès laisse après lui. L'hydrothérapie est certainement l'agent le plus énergique et le plus efficace que l'on puisse opposer aux déformations, aux raideurs, aux ankyloses, aux hypertrophies osseuses, aux dépôts calcaires, etc., qui affectent si souvent les orteils, les doigts, les genoux, les coudes, etc., des goutteux.

Dix années d'expérimentations faites sur une large échelle me permettent d'ajouter, aujourd'hui, qu'il n'existe pas de traitement curatif de la goutte plus efficace que celui que représente la combinaison de l'hydrothérapie avec la médication préconisée par le docteur Laville, médication qui est encore fort mal appréciée par un grand nombre de médecins.

Depuis dix ans, j'ai prescrit la liqueur Laville à un très-grand nombre de goutteux, et je puis affirmer qu'entre mes mains elle n'a jamais produit le moindre accident; qu'elle n'a jamais exercé la moindre influence fâcheuse soit sur les reins, soit sur les organes digestifs, soit sur la marche et la forme de la goutte elle-même. Constamment, au contraire, elle m'a permis soit de prévenir les accès, soit d'en diminuer l'intensité et la durée, et cela sans jamais déterminer le plus léger symptôme de répercussion, de métastase, etc.

Cette importante question de thérapeutique sera peut-être un jour, de ma part, l'objet d'un travail spécial, mais je dois dire, dès aujourd'hui, qu'à l'instar de tous les médicaments énergiques, la liqueur Laville exige impérieusement une administration méthodique, médicale, rationnelle, et qu'elle ne doit jamais être abandonnée, comme on le fait trop souvent, aux caprices, aux fantaisies, aux irrégularités, aux exagérations ou aux pusillanimités des malades.

Si la liqueur Laville reste parfois inefficace, ou si elle semble exercer une influence fâcheuse, c'est qu'elle est mal administrée ou qu'elle est contrariée par une mauvaise hygiène.

Que de fois ai-je entendu des malades s'écrier : « Je prends de la liqueur Laville : donc je dois pouvoir me permettre impunément tous les écarts de régime, tous les excès, toutes les excentricités, toutes les imprudences, toutes les folies possibles. S'il n'en était pas ainsi, quel serait donc le mérite du médicament ? »

Un malade guéri rapidement d'une fièvre intermittente rebelle ne me disait-il pas naguère : « Je vais, de parti pris. m'exposer à toutes les influences qui, depuis plusieurs années, ont constamment provoqué chez moi le retour des accès fébriles, et ce n'est que si je leur résiste, que je proclamerai l'efficacité de l'hydrothérapie. »

Obs. III. — Madame D..., âgée de 39 ans, ne se rappelle pas avoir été malade pendant sa jeunesse ; la menstruation s'est établie facilement vers l'âge de 14 ou 15 ans, et depuis elle a toujours été régulière et normale. Madame D... s'est mariée en 1848, c'est-à-dire à 18 ans, et pendant cinq ans la jeune femme resta stérile, mais, depuis 1855, elle n'a, comme on va le voir, que trop réparé le temps perdu.

En 1855, eut lieu une première grossesse ; elle fut heureuse, et se termina par un accouchement naturel et facile. L'enfant, aujourd'hui âgé de 13 ans, se porte bien et n'a jamais été malade.

En 1856, second accouchement également naturel ; cependant, vers le cinquième jour, se manifestent, sans aucune cause appréciable, des douleurs abdominales très-vives, qui persistèrent pendant trois semaines et qui furent rattachées à une péritonite. Au bout de six semaines, la malade *ne marchait encore que très-difficilement* (?). L'enfant est vivant et se porte bien.

Troisième accouchement en 1858, quatrième en 1860, tous deux naturels et faciles. Les enfants sont vivants et n'ont jamais été malades.

En 1863, cinquième grossesse; pendant le troisième mois de la gestation, *à la suite d'une vive émotion morale*, il survient, tout à coup, un œdème des pieds, qui envahit successivement les jambes, les cuisses, l'abdomen, et devient plus prononcé dans la région lombaire que partout ailleurs. *La face et les mains n'ont jamais présenté la moindre trace d'infiltration séreuse.* Cette hydropisie est accompagnée d'un léger mouvement fébrile, d'anorexie, de décoloration du teint et d'un état de faiblesse qui chaque jour va croissant. Les urines sont examinées; l'on y constate la présence d'une grande quantité d'albumine. Madame D... accoucha d'un enfant mort; quelques jours après sa délivrance, l'infiltration commença à diminuer, et, au bout de six semaines, il n'en restait plus qu'un léger œdème se montrant, vers le soir, autour des malléoles, et disparaissant pendant la nuit. Mais l'anorexie persiste, les forces ne reviennent pas, et madame D.... ressent des pesanteurs hypogastriques et des douleurs lombaires qui lui rendent la marche difficile. Un traitement hydrothérapique est conseillé, et la malade est dirigée sur Bellevue, où elle est fort étonnée de ne plus me trouver.

Jobert de Lamballe est appelé, et à plusieurs reprises il cautérise le col utérin avec le fer rouge; sous l'influence de ces opérations et d'un traitement hydrothérapique d'une durée de quatre mois, madame D... éprouve une amélioration notable, mais elle quitte Bellevue sans pouvoir se considérer comme guérie. Les douleurs sont moins vives, moins continues; la marche est plus facile; l'appétit plus vif, les forces sont plus satisfaisantes, mais si tous les phénomènes morbides ont diminué d'intensité, ils n'ont pas disparu. Le traitement hydrothérapique a consisté en douches générales, en pluie et en jet, et en bains de siége à eau courante. La réaction a toujours été difficile, et n'était obtenue qu'à l'aide d'un exercice musculaire qui fatiguait beaucoup la malade. Aujourd'hui, en en jugeant par comparaison, madame D... pense que les douches qu'elle a reçues étaient trop longues et trop faibles.

En 1864, sixième grossesse, et celle-ci très-pénible. Vers le quatrième mois de la gestation, éclate une fièvre intermittente tierce ; les accès ont lieu le soir, présentent les trois stades d'une manière très-marquée, et ont une durée de deux ou trois heures. Cette fièvre a résisté à l'administration méthodique et prolongée du sulfate de quinine, et n'a disparu — alors sans l'intervention d'aucun médicament — qu'après l'accouchement. En même temps que la fièvre, survinrent des douleurs abdominales et lombaires, des tiraillements dans les aines, de l'anorexie, des lassitudes générales, etc., qui obligèrent la malade à garder presque continuellement le lit. L'accouchement s'opère très-heureusement, mais, pour la deuxième fois, madame D... met au jour un enfant mort.

Après les relevailles, la santé s'améliore un peu ; les douleurs deviennent moins vives, l'appétit tend à reparaître, mais madame D... subit une nouvelle émotion très-douloureuse, et immédiatement tous les phénomènes morbides ci-dessus indiqués se montrent avec une nouvelle intensité ; il s'y joint un écoulement leucorrhéique abondant, et madame D... retourne à Bellevue (1865). Pendant six semaines, elle y est de nouveau soumise au traitement hydrothérapique que nous avons décrit, mais cette fois l'eau froide reste complétement inefficace, et madame D... constate même avec effroi que sa maladie s'aggrave singulièrement, et présente des symptômes inconnus d'elle jusqu'à ce moment.

En l'absence de toute cause appréciable, il survient, tout à coup, des douleurs abdominales très-vives, offrant les caractères suivants :

Les unes occupent la région épigastrique et s'irradient

vers l'hypochondre gauche ; elles sont d'une acuité telle qu'elles arrachent des cris violents à la malade qui, cependant, est douée d'une grande énergie morale ; il semble que l'estomac est pincé, tordu, arraché ; il s'agit évidemment d'une gastralgie, que madame D... appelle sa *crampe d'estomac*.

Les autres, sourdes ou lancinantes, occupent l'hypochondre droit et s'irradient, parfois, vers l'épaule et l'uretère du même côté.

Ces deux sortes de douleurs, très-distinctes l'une de l'autre, sont exaspérées par la pression et se montrent par accès. Tantôt la douleur gastrique existe seule, tantôt les deux douleurs sont réunies, mais la douleur gastrique éclate la première. Les accès, qui durent de une à trois heures, sont très-irréguliers ; ils ont lieu tantôt pendant le jour, tantôt pendant la nuit ; tantôt une seule fois dans les vingt-quatre heures, tantôt deux ou même trois fois. Souvent ils sont quotidiens pendant huit, dix, quinze jours ; d'autres fois, ils n'ont lieu que tous les deux ou trois jours.

Pendant l'accès, la face se congestionne, tandis que le reste du corps se décolore et se refroidit ; parfois il survient des vomissements bilieux.

Les heures de repas, la quantité et la qualité des aliments ingérés, la diète, les époques cataméniales, les influences atmosphériques n'exercent aucune influence appréciable sur l'apparition, les caractères et l'intensité des accès ; mais les causes morales, les émotions, les contrariétés les provoquent et les exaspèrent ; pour les calmer, madame D... a recours à la chaleur, aux sinapismes, à l'éther, au laudanum.

En 1866, septième grossesse, non moins pénible que la précédente ; elle se termine par l'accouchement de deux enfants morts.

En 1867, madame D... se rend à Courtray, pour y subir un traitement hydrothérapique institué d'après les errements de Priessnitz. Elle y est soumise au supplice des sudations par enveloppement sec ou humide, et on lui prescrit des douches générales qu'elle doit prendre en se plaçant au-dessous d'une espèce de chute d'eau. Mais l'intervention médicale est absente ; la malade est entièrement abandonnée aux soins d'une fille de bain et à ses propres inspirations ; il en résulte que tantôt elle prend une douche et que tantôt elle s'abstient ; que la douche est tantôt générale, tantôt partielle ; tantôt courte, tantôt de longue durée, etc.

Madame D... ne retire aucun bénéfice de cette hydrothérapie fantaisiste, et la maladie faisant d'incessants progrès, la malade se décide à invoquer le secours de l'hydrothérapie scientifique et méthodique. Elle arrive à Plessis-Lalande le 7 mars 1868.

État actuel. — Pour éviter des répétitions fastidieuses, nous nous bornerons ici à indiquer les modifications, les phénomènes nouveaux que présente l'état morbide dont nous avons tracé le tableau.

L'anorexie est complète ; la seule vue des aliments provoque une répugnance et un dégoût invincible. Indépendamment des vomissements qui accompagnent les accès, madame D... rejette souvent, le matin à jeun, avec des efforts très-douloureux, une petite quantité de matières liquides jaunâtres, bilieuses.

Les accès sont plus fréquents et plus violents que jamais ; ils sont maintenant souvent accompagnés de coliques intestinales très-pénibles.

Dans l'intervalle des accès, l'estomac et le ventre restent douloureux à la pression, distendus par des gaz.

L'ingestion de la très-petite quantité d'aliments que la malade s'efforce d'avaler est suivie de pyrosis ; parfois il existe une boulimie très-pénible.

Les fonctions intestinales sont très-irrégulières ; la constipation alterne avec la diarrhée.

Les nuits sont mauvaises ; le sommeil, très-court, très-agité, est troublé par des cauchemars.

Les forces sont perdues à ce point que c'est à peine si madame D... peut se tenir debout, ou faire quelques pas.

La peau est couleur jaune-paille ; les lèvres, les gencives, la conjonctive palpébrale, toutes les muqueuses sont entièrement décolorées.

La malade se plaint d'éprouver des palpitations très-fatigantes et de l'essoufflement dès qu'elle se livre au plus léger exercice.

Les règles sont régulières, mais douloureuses et beaucoup trop abondantes ; elles constituent de véritables métrorrhagies ; ces pertes de sang, surajoutées aux troubles de la digestion et de la nutrition, ont plongé madame D... dans un des états chloro-anémiques les plus prononcés que j'aie rencontrés.

Examen de la malade. — La respiration est courte, le pouls faible et parfois irrégulier, tumultueux. La percussion et l'auscultation des poumons ne donnent que des signes négatifs. Le volume du cœur n'est pas augmenté ; l'impulsion est faible ; il n'existe pas de frémissement vibratoire ; les battements sont, comme le pouls, irréguliers et tumultueux ; le premier claquement est accompagné d'un bruit de souffle intense, rude, parcheminé, ayant son summum d'intensité à la base, mais se faisant entendre, sans changement de tonalité, dans une grande étendue de la poitrine.

Le foie, *examiné la malade étant debout,* ne remonte pas au delà de sa limite normale supérieure, mais il dépasse le rebord costal de huit centimètres, descend jusqu'à l'ombilic, et s'étend dans l'hypochondre gauche ; sa surface est lisse et ne présente aucune bosselure. L'exploration de l'abdomen, en dehors de la lésion hépatique, ne donne que des signes négatifs ; la rate ne présente rien de particulier ; il n'existe aucune tumeur appréciable. Les urines sont normales.

Le col utérin n'est ni engorgé ni ulcéré, mais il est abaissé et fléchi en arrière (antéversion utérine). La muqueuse vaginale est pâle ; il existe un écoulement leucorrhéique abondant, évidemment atonique.

Le traitement hydrothérapique a été immédiatement commencé. Il a consisté en douches générales en pluie et en éventail ; *en douches hépatiques,* en bains de siége à eau courante ; plus tard, en bains de cercles ; injections vaginales au guaco.

Madame D.... a quitté Plessis-Lalande le 7 juillet,

c'est-à-dire après quatre mois de séjour, mangeant avec appétit et digérant facilement ; toute trace de chloro-anémie ayant disparu ; les forces étant très-satisfaisantes ; les vomissements et les accès douloureux ne s'étant plus montrés depuis un mois ; le sommeil étant paisible et prolongé ; les règles n'étant plus hémorrhagiques ; les palpitations et l'essoufflement ne se faisant plus sentir ni pendant ni après de longues promenades ; le pouls étant régulier et suffisamment développé : en un mot, la santé fonctionnelle ne laissant rien à désirer.

Le foie est rentré dans ses limites physiologiques ; le bruit de souffle cardiaque est notablement moins intense et moins rude.

Cette observation, mon cher maître, est fertile en précieux et utiles enseignements, au double point de vue de la pathologie et de la thérapeutique.

Notons, tout d'abord, que madame D.... s'était adressé à moi à titre de malade atteinte tout simplement d'une *dyspepsie et d'une anémie* que devaient guérir quinze jours d'hydrothérapie méthodique. Il n'était pas question du foie, et les palpitations étaient rattachées à l'anémie (*palpitations nerveuses*).

Mon diagnostic fut accepté, non toutefois sans difficultés, en ce qui concerne la *congestion hépatique chronique ;* mais, lorsque je voulus parler d'une *affection organique du cœur*, je rencontrai, de la part du mari, une incrédulité qui ne se comprend que trop, et qui ne céda que lorsque mon arrêt eut été confirmé de tous points par Auburtin.

La congestion hépatique avait-elle été méconnue? C'est probable ; car, malgré tout ce que j'ai dit, écrit et professé depuis vingt ans, elle échappe encore fort souvent à l'attention des praticiens les plus recommandables ; les uns négligeant l'exploration du foie, les autres se contentant d'une palpation superficielle, ou percutant le foie le malade étant couché — au lieu d'être debout, — c'est-à-dire dans une situation qui refoule l'organe vers la colonne vertébrale, l'éloigne de la paroi abdominale antérieure, et ne permet pas d'en déterminer exactement la position et le volume par la plessimétrie la plus habilement pratiquée. J'ai démontré expérimentalement, des centaines de fois, combien les résultats fournis par la percussion hépatique sont différents, suivant que le sujet est couché ou debout, et il y a peu de jours encore que le fait a été mis en lumière, en ma présence, par mes éminents confrères et amis Guéneau de Mussy et Tardieu ; mais la routine et l'habitude ne résistent-elles pas à l'évidence la mieux établie ? Il est, enfin, des médecins qui constatent tant bien que mal l'existence de l'hépatomacrosie, mais qui n'y attachent qu'une médiocre importance, ignorant ou niant systématiquement l'immense rôle pathogénique que j'ai attribué à la congestion chronique du foie, et que justifient de plus en plus l'observation raisonnée et la thérapeutique rationnelle, c'est-à-dire la Clinique.

Quoi qu'il en soit, il est manifeste que la congestion hépatique de notre malade remonte tout au moins à 1864, et qu'elle a résisté à deux traitements hydrothérapiques, dont l'un a été subi à Bellevue et l'autre à Courtray. C'est que ces traitements n'ont pas été rationnels, méthodiques, scientifiques ; c'est que la malade n'a pas été soumise à l'action des *douches hépatiques résolutives*, des douches *locales*, qui sont l'instrument nécessaire, *sine quâ non*, du traitement efficace de la congestion hépatique chronique.

Or, si l'on étudie sainement la marche, l'enchaînement des phénomènes morbides dont l'ensemble constitue la *maladie* de madame D..., il devient évident que la lésion cardiaque s'est montrée la première, qu'elle a produit consécutivement la congestion hépatique, et que celle-ci est devenue, à son tour, la cause de la gastralgie, de la dyspepsie, des troubles de la digestion et de l'assimilation, lesquels ont amené l'altération du sang, l'anémie.

A Plessis-Lalande, les *douches hépatiques* ont été l'agent principal de la médication hydrothérapique, et, à mesure que le foie était ramené vers ses limites physiologiques, nous avons vu s'amender graduellement et enfin disparaître, d'abord, les symptômes se rattachant directement à la lésion hépatique (*douleur de l'hypochondre droit*, *teinte ictérique*, *vomissements bilieux*, etc.), ensuite, les troubles des organes de la nutrition (*anorexie*, *gastralgie*, *dyspepsie*, etc.), et, en dernier lieu, les effets de l'altération du sang, de l'anémie (*décoloration des téguments*, *règles hémorrhagiques*, *amaigrissement*, *prostration générale*, etc.), de telle sorte, qu'au départ de Plessis-Lalande, la *maladie* de madame D... était ramenée à son *état organopathique simple et primitif*, c'est-à-dire à une lésion cardiaque, dont nous allons maintenant nous occuper.

Vous savez mieux que moi, mon cher et illustre maître, avec quelle incroyable fréquence l'on voit des médecins instruits, expérimentés, recommandables à tous égards, créer des maladies du cœur là où il n'en existe pas, et méconnaître ces maladies là où leur présence est évidente.

Il est peu de jours, où vous, Auburtin, Lemaire et moi-même, où tous les hommes qui ont fait des maladies du cœur une étude sérieuse, ne soient appelés à constater de semblables méprises; heureux quand leur intervention s'exerce en temps assez opportun pour prévenir ou combattre efficacement les déplorables résultats que ces méprises enfantent!

Il y a quelques semaines, un confrère distingué me vient trouver de l'autre bout de la France pour que je le « *débarrasse par l'hydrothérapie d'une anémie accompagnée de palpitations nerveuses très-pénibles.* » Je l'examine, et je trouve une « *péricardite avec épanchement considérable.* » J'énonce mon diagnostic; le confrère tombe des nues et se récrie! « Impossible, dit-il, j'ai été examiné et soigné par tous les médecins de mon département, hommes fort expérimentés, et si tous m'ont prescrit le fer, le vin, les côtelettes, l'exercice, et enfin l'hydrothérapie, pas un ne m'a parlé de mon péricarde! »

Je fais intervenir Auburtin; mon diagnostic est confirmé; des sangsues, des ventouses scarifiées, des vésicatoires volants font justice d'un état morbide devenu très-alarmant, et notre confrère vient de partir guéri, et réservant l'hydrothérapie pour une meilleure occasion!

Comment expliquer ces erreurs si fréquentes? Comment les éviter? Nous discuterons bientôt ces importantes questions; mais, pour le moment, il nous faut revenir à madame D...

Sous quelle influence s'est développée la lésion

cardiaque de notre malade, lésion qui occupe manifestement l'orifice auriculo-ventriculaire, et à quelle époque remonte-t-elle? Ici, pas de rhumatisme, pas de goutte, pas de pleurésie, pas de refroidissement; rien, — si ce n'est une émotion très-vive ressentie en 1863, pendant le cours d'une grossesse, et *immédiatement* suivie d'albuminurie et d'hydropisie. Est-ce donc à cette *cause morale* qu'il faut attribuer le développement de la maladie du cœur? Pourquoi pas? A l'appui de cette étiologie, ne faut-il pas invoquer cette circonstance, qu'après la disparition de l'albuminurie et de l'hydropisie, l'on constate la persistance d'un œdème qui, vers le soir, se montre aux pieds et aux chevilles?

Quoi qu'il en soit, l'ensemble des phénomènes morbides que nous avons énumérés se déroule lentement pendant cinq ans, résiste à tous les efforts de la thérapeutique, et, le 7 mars dernier, madame D... vient à Plessis-Lalande, présentant, tout à la fois, une *lésion cardiaque très-accusée* et — pour employer le langage de M. Leroy-Dupré, — une *cachexie très-grave*.

Quel devait être, quel a été le rôle de l'hydrothérapie scientifique? Celui que nous lui avons assigné, après avoir reconnu que la lésion cardiaque était compliquée d'une congestion hépatique secondaire, et que la « *cachexie* » devait être rattachée non à l'altération du cœur, mais aux troubles généraux produits par cette complication.

L'on a vu quels ont été les résultats du traitement hydrothérapique institué conformément à cette manière de voir.

Madame D... n'est pas *guérie;* elle reste affectée d'une *lésion organique du cœur;* mais cette lésion, qui paraît avoir été, elle-même, heureusement modifiée par le traitement, a été ramenée à un état de simplicité compatible avec une *santé fonctionnelle* satisfaisante.

Cette santé fonctionnelle se maintiendra-t-elle? Non, d'une façon absolue; mais elle peut se prolonger pendant bien des années, si madame D... se conforme scrupuleusement aux conseils que nous lui avons donnés, et qui peuvent être résumés de la manière suivante :

Régime analeptique, mais non excitant; exercice musculaire modéré, mais régulier; se mettre rigoureusement à l'abri de toutes les causes de refroidissement, de rhumatisme, de phlegmasie aiguë; se soustraire, autant que faire se pourra, aux émotions morales vives, de quelque nature qu'elles puissent être; éviter une nouvelle grossesse, par l'emploi de moyens dont le choix est abandonné au tempérament, aux sentiments et à la volonté des époux.

« Comment expliquer, avons-nous dit, les si nombreuses erreurs de diagnostic qui, en ce qui concerne les maladies du cœur, sont journellement commises par des médecins d'ailleurs instruits et recommandables? »

Eh bien, les explications ne font pas défaut. L'une des premières et des plus importantes est la suivante :

Les conditions d'instruction et de travail étant égales, tous les médecins ne sont pas *aptes* physiologiquement et idiosyncrasiquement parlant, à reconnaître l'existence d'une lésion organique du cœur. Cette connaissance repose entièrement sur la perception et l'appréciation de certains bruits, de certains *sons*, dont il faut déterminer, par l'audition, le siége, l'intensité, la tonalité, le caractère, etc. Ces bruits, d'ailleurs très-variables, ne dépassent jamais certaines limites fort étroites de force, de telle sorte que, pour les percevoir, il faut nécessairement que *l'ouïe soit fine*. Or, il est un grand nombre de médecins chez lesquels, congénitalement, accidentellement ou sénilement, *l'ouïe est dure*. Pour ceux-ci, le diagnostic des maladies du cœur restera ou deviendra lettre close, ou du moins à peine entr'ouverte. Qui de nous n'a vu des confrères fort habiles et fort experts au temps de leur jeunesse et de leur virilité, perdre avec l'âge la faculté de percevoir nettement les bruits du cœur, les râles et les souffles pulmonaires, les frottements pleuraux et péricardiques, les sons plessimétriques, etc., de façon à ne plus pouvoir établir avec certitude le diagnostic des maladies dont l'étude repose essentiellement sur l'auscultation et la percussion ?

Mais il ne suffit pas que l'ouïe soit fine. Un braconnier, un Indien qui perçoivent les bruits les plus légers, les plus subtils, ne distingueraient probablement pas le *bruit de râpe*, du *bruit de scie*. Il est parmi nous des hôtes assidus de l'Opéra et des Italiens qui seraient fort embarrassés pour dire si tel morceau de musique est en *ré* naturel, en *ré* dièze ou en *ré* bémol. Il faut donc que le médecin soit doué d'une sorte d'*organisation musicale*, en vertu de laquelle l'éducation, l'étude, l'exercice, l'habitude puissent développer chez lui le sentiment de la *tonalité;* or, il est beaucoup d'hommes qui sont absolument réfractaires à ce sentiment. M. Guéneau de Mussy l'a bien compris lorsque, s'occupant *de la tonalité des sons organiques et des signes diagnostiques qu'on en peut tirer*, il a dit : « J'accorde volontiers que les *oreilles fausses* sont aussi inaptes à saisir les nuances du son que les gens affectés d'amblyopie ou de daltonisme sont incapables d'apprécier les couleurs, ce qui revient à dire que la séméiologie n'est pas à la portée de tout le monde. »

La seconde explication qui se présente est non moins importante que la première ; mais elle a sur elle un grand avantage, à savoir qu'il serait facile de la faire disparaître en organisant l'enseignement clinique sur une base plus large et plus solide.

Les élèves n'étudient pas suffisamment les maladies du cœur au lit du malade. Ils s'imaginent pouvoir les apprendre dans les livres, sur le cadavre, ou par un petit nombre d'explorations superficielles. C'est là une grave et funeste erreur. Plus impérieusement encore que les maladies des poumons, les maladies du cœur exigent une étude clinique attentive et prolongée, non-seulement des divers états pathologiques, mais encore, et au préalable, de l'état sain. Ce n'est qu'après avoir pratiqué un grand nombre de fois la percussion et l'auscultation du cœur à l'état physiologique, que l'on peut aborder avec fruit la percussion et l'auscultation des états pathologiques. C'est avec toute raison que, se plaçant au point de vue le plus général, Corvisart a dit : « Quelle est la source des erreurs de diagnostic, en ce qui concerne les maladies du cœur ? C'est le défaut d'une bonne physiologie. Sans elle, à quoi bon l'anatomie ? »

Certes, nous ne sommes point partisan du morcellement exagéré des études, mais il est impossible de méconnaître l'utilité, la nécessité des *cliniques spéciales*, et puisque le doyen de la Faculté de Paris fait en Allemagne un voyage d'exploration scientifique, nous l'engageons vivement à porter son attention sur ce point important.

Chacun de nos hôpitaux devrait avoir une salle spécialement consacrée aux maladies du cœur, car ce n'est que par *les comparaisons faites immédiatement entre un grand nombre de sujets* que l'on peut arriver à une connaissance exacte et complète de ces maladies. A peu d'exceptions près, les médecins versés dans cette étude ne sont-ils pas, cher et illustre maître, des anciens chefs de clinique ou des anciens internes de la Charité?

Pour le cœur, comme pour le foie, il est indispensable que le malade soit exploré successivement couché et debout ou assis. Tous les praticiens expérimentés savent qu'il est des bruits cardiaques qui apparaissent, disparaissent ou se modifient suivant que le malade est dans la position horizontale ou dans la position verticale. Cette règle est souvent ignorée, oubliée ou négligée.

En général, l'on n'attache pas une importance suffisante à la percussion du cœur et au déterminisme exact du volume et de la position de l'organe.

L'on peut rencontrer une hypertrophie du cœur en l'absence de toute lésion des valvules et des orifices, mais cela est fort rare; Auburtin ne l'a vue que deux fois à la Charité, et moi une fois à Saint-Louis et une fois en ville. Dans l'immense majorité des cas, toute lésion des valvules et des orifices est accompagnée d'une hypertrophie plus ou moins considérable de l'organe: donc, lorsque avec la perception de bruits cardiaques anormaux coïncide une augmentation du volume de l'organe, il est fort probable que les bruits anormaux se rattachent à un rétrécissement, à une insuffisance des orifices.

Nous disons *fort probable*, parce que, d'une part, les lésions des orifices peuvent exister sans hypertrophie et, d'autre part, parce que certains bruits anormaux, coïncidant avec une hypertrophie, se rattachent parfois, tout simplement, à une altération du sang.

Nous avons montré que dans la chlorose, l'anémie, les cachexies, le cœur, comme les autres viscères, peut devenir le siége d'une *congestion sanguine chronique*, et nous avons indiqué les signes différentiels à l'aide desquels l'on peut distinguer cette congestion de l'hypertrophie. (Voy. *Traité d'hydrothérapie*, 1866, page 908.)

En ce qui concerce, d'ailleurs, le déterminisme exact du volume et de la position du cœur, il se présente une question fort grave : celle de savoir si, dans l'état physiologique, c'est dans le quatrième, dans le cinquième ou dans le sixième espace intercostal que bat la pointe du cœur.

Cette question, nous nous contenterons de la poser, parce que nous ne possédons pas des faits et des statistiques capables de la résoudre péremptoirement, et parce que la simple expression de notre opinion personnelle n'ajouterait rien aux assertions des uns, et n'enlèverait rien aux assertions contradictoires des autres. Nous dirons seulement qu'il est fort étonnant qu'une pareille question, toute physique, toute mathématique, puisse encore susciter des dissentiments entre les maîtres de la science.

Il serait si facile de faire pour le cœur ce que nous avons fait pour le foie.

A une époque peu éloignée de nous, les auteurs classiques les plus autorisés enseignaient que le volume physiologique du foie varie de 1 à 3, et qu'il est, par conséquent, impossible de déterminer avec précision le volume et la position de cet organe dans l'état sain.

A priori cette assertion nous a paru antiphysiologique; nous avons pensé qu'elle ne reposait que sur des examens cadavériques, et nous avons entrepris de la vérifier par l'examen de l'homme vivant et sain. Aujourd'hui, tout le monde sait que le volume et la position physiologiques du foie sont renfermés dans des limites très-nettement circonscrites. (Voyez *Traité d'hydrothérapie*, pages 777 et suiv.)

Rappelons, pour en finir sur ce point, que chez quelques sujets nerveux et très-amaigris, il faut parfois une certaine attention pour séparer le choc de la pointe du cœur du mouvement en masse de l'organe et de l'ébranlement qu'il produit. (Auburtin.)

Il n'est pas rare que l'on méconnaisse des lésions cardiaques, parce que les bruits anormaux qu'elles produisent sont rattachés à des lésions du poumon ou de la plèvre; beaucoup plus fréquemment l'on affirme des lésions cardiaques qui n'existent pas, parce que l'on rattache au cœur des bruits anormaux qui se produisent dans le poumon ou dans la plèvre. Cette dernière erreur est surtout commise lorsque, en raison d'une complication de pneumonie, de pleurésie, etc., la respiration est courte, saccadée, précipitée, et coïncide plus ou moins exactement avec les battements du cœur. Pour éviter cette méprise, il suffit, pendant qu'on ausculte le cœur, d'engager à plusieurs reprises le malade de suspendre la respiration aussi longtemps qu'il le peut.

Lorsqu'une lésion organique du cœur déjà ancienne se complique subitement d'une pneumonie ou d'une pleurésie, nous avons vu souvent tous les symptômes être rattachés à la lésion cardiaque et la complication être méconnue; mais, indépendamment des signes que fournissent à un médecin attentif la toux, l'expectoration, la fièvre, il suffit souvent des caractères de la dyspnée, de l'orthopnée pour indiquer un diagnostic qu'il est facile d'assurer par la percussion et l'auscultation de la poitrine. Malheureusement, il est encore des praticiens qui oublient que, dans semblable occurrence, l'examen thoracique doit *toujours* être pratiqué.

Enfin, des bruits péricardiques sont pris quelquefois pour des bruits cardiaques, et réciproquement, mais comme nous n'écrivons pas ici un Traité des maladies du cœur, nous nous contenterons de renvoyer le lecteur aux pages où vous avez si lumineusement établi le diagnostic différentiel de la péricardite et de l'endocardite.

Supposons maintenant qu'il existe des bruits cardiaques anormaux, et que ces bruits ont été perçus, constatés par le médecin. De très-fréquentes et très-funestes erreurs de diagnostic sont encore commises, soit que des bruits produits par des lésions des valvules et des orifices soient considérés comme des bruits anémiques, soit, ce que l'on observe beaucoup plus souvent, que de simples bruits anémiques soient rattachés à de prétendues lésions des valvules et des orifices.

Eh bien, il faut le reconnaître et le proclamer : il n'est pas *toujours facile*, il n'est pas *toujours possible* de se mettre à l'abri de toute méprise, malgré l'ouïe la plus exercée, malgré l'habileté la plus consommée, et, après avoir rappelé sommairement les données séméiotiques qui, dans l'immense majorité des cas, assurent le diagnostic, nous reviendrons sur ce point, si important pour le pronostic et parfois si compromettant pour le médecin.

Le bruit anémique est doux, moelleux : c'est un véritable *bruit de souffle*, au lieu d'être un *bruit parcheminé*, un *bruit de râpe*, un *bruit de scie*, etc. Il se fait toujours entendre à la base et au premier temps, qu'il ne dépasse point ; ce qui veut dire qu'il est toujours *simple ;* il va en s'affaiblissant de la base à la pointe, sans changer de tonalité ; on le perçoit ordinairement dans les grandes artères : la carotide, la fémorale, etc. Le pouls peut être petit, faible, mais il est habituellement régulier ; ce n'est qu'accidentellement et momentanément qu'il devient irrégulier, intermittent, tumultueux (*ataxo-dynamie cardiaque*). Il n'existe pas de frémissement vibratoire.

L'on constate toujours, à des degrés plus ou moins prononcés, quelques-uns des signes de la chlorose, de l'anémie, d'une cachexie quelconque, et souvent ces états morbides se présentent à leur summum d'intensité ; c'est très-probablement dans des cas analogues que M. Leroy-Dupré a cru rencontrer *une cachexie très-grave et une* LÉSION DU CŒUR *peu accusée.*

L'on ne voit jamais, au contraire, la bouffissure, la teinte violacée de la peau et des lèvres, etc., en un mot, le *facies* caractéristique des maladies organiques du cœur.

A moins d'une complication, d'une cause extra-cardiaque d'hydropisie, il n'existe ni infiltration des membres inférieurs, ni œdème pulmonaire.

Nous pourrions, et peut-être devrions-nous, donner à ce tableau de plus longs développements, mais nous serions entraîné beaucoup trop loin, et ce que nous venons de dire suffit pour prouver qu'il est toujours possible, qu'il est toujours facile de distinguer les troubles fonctionnels anémiques, chlorotiques, nerveux, ataxo-dynamiques du cœur, des *lésions organiques caractérisées*, *ayant déjà produit l'ensemble symptomatique qui résulte des modifications introduites dans les conditions de la circulation par une altération des orifices, des valvules ou des parois du cœur.*

Mais c'est ici que se présente la question dont nous parlions tout à l'heure, et qui consiste à se demander si la distinction est encore facile, si elle est encore possible, lorsque la lésion organique, au lieu d'être caractérisée et déjà ancienne, est à son début, est récente, et n'a pas encore donné lieu à l'ensemble symptomatique que nous venons de faire intervenir, et que tout le monde connaît.

Nous n'hésitons pas à répondre par la négative. Sans doute, l'histoire des antécédents, la marche suivie par les phénomènes morbides, les symptômes concomitants, etc., peuvent fournir au diagnostic une certaine somme de probabilités, mais ils ne donnent pas de certitude.

Les *signes différentiels* ne peuvent être fournis

que par la percussion et l'auscultation du cœur, et ce sont précisément les résultats de cette exploration qui souvent conduisent le praticien à commettre une erreur.

Le bruit anormal produit par une lésion valvulaire *à son début*, ne ressemble pas au bruit que l'oreille percevra au bout d'un temps plus ou moins long, et il est facile de s'en rendre compte par l'observation clinique et par l'anatomie pathologique.

Le bruit produit par la présence d'un corps fibrineux, encore mou, est doux, moelleux comme le souffle anémique, et il ne devient rude, parcheminé, râpeux qu'à mesure que le travail pathologique fait passer ce corps de l'état mou et fibrineux à l'état dur et crétacé. Or, ce travail ne s'accomplit parfois que très-lentement.

Ce n'est qu'au bout d'un temps plus ou moins long, que les lésions des orifices et des valvules font naître un travail d'hypertrophie capable d'augmenter le volume du cœur d'une manière appréciable. D'autre part, ainsi que nous l'avons dit, la chlorose, l'anémie, les cachexies sont souvent accompagnées d'une congestion cardiaque assez intense pour augmenter notablement les dimensions de l'organe.

En présence de ces faits, ne peut-on pas admettre *a priori* que le diagnostic différentiel peut devenir difficile, impossible, et que le praticien le plus expérimenté peut être exposé à prendre une lésion cardiaque *à son début* pour un simple état anémique, et réciproquement, surtout si, comme on l'observe fréquemment, la chlorose, l'anémie ou l'état cachectique coïncide avec une lésion cardiaque?

L'observation clinique nous a souvent démontré

la justesse de cette induction logique, et nous croyons rendre service aux praticiens en les engageant à conserver en semblable occurrence une grande réserve, pour ne pas compromettre leur réputation et leur responsabilité par un diagnostic et par un pronostic trop affirmatifs. Il vaut infiniment mieux avouer et expliquer son incertitude, que de s'engager par des assertions et des promesses que viennent démentir le temps et l'événement.

J'appelle la plus sérieuse attention du lecteur sur l'observation qui va suivre. Je n'ai guère rencontré, dans ma longue carrière, de malades sur lesquels les puissances physiologiques et thérapeutiques de l'hydrothérapie scientifique se soient révélées d'une manière aussi remarquable, et aient amené, dans un aussi court espace de temps, un résultat aussi heureux et aussi inespéré.

Une affection organique du cœur, une phthisie pulmonaire au troisième degré, une maladie utérine grave, des troubles profonds de la digestion et de la nutrition (*anorexie*, *dyspepsie*, *anémie*, etc.) sont réunis chez un même sujet, et entés sur une constitution chétive et un mauvais tempérament héréditaires. L'ensemble des altérations locales et générales se présente sous un aspect tel, que tout d'abord je refuse de me charger de la malade ; ce n'est qu'à mon corps défendant, et vaincu par les instances du mari, que je consens enfin à la faire admettre à Plessis-Lalande, et là, c'est à l'encontre de mes espérances, de mes prévisions que j'obtiens l'un des plus beaux succès dont puisse s'énorgueillir l'hydrothérapie.

Obs. IV. — Madame J... est âgée de 39 ans, grande, frêle, d'un blond ardent, d'un tempérament nerveux et lymphatique. Son père est mort à l'âge de 42 ans, après avoir souffert pendant cinq ans d'une maladie intestinale; sa mère est morte de phthisie pulmonaire à 28 ans.

L'enfance et la jeunesse de madame J... ont été fort pénibles. A 4 ans, rougeole grave; à 7 ans, chorée survenue brusquement à la suite de vives contrariétés morales. La maladie dure huit mois ; la guérison paraît avoir été favorisée par des bains sulfureux et un voyage dans les Vosges. A 13 ans la chorée reparaît, dure dix mois, et ne disparaît que par le développement d'une scarlatine simple.

Jamais de fièvre intermittente, ni de rhumatisme articulaire aigu, de fièvre typhoïde, ni aucune autre maladie grave.

A 17 ans la menstruation s'établit; elle est accompagnée de douleurs utérines, de dyspepsie, de somnolence après les repas. A cette époque, des épitaxis, qui se sont montrées souvent pendant l'enfance, deviennent plus fréquentes et plus abondantes.

Madame J... se marie en 1847 et devient enceinte au bout de dix-huit mois. Les règles se montrent encore régulièrement pendant les trois premiers mois de la gestation. L'accouchement est facile, naturel. L'enfant est mort à 4 mois, du muguet.

En 1853, deuxième grossesse ; accouchement fort heureux. L'enfant est mort à 18 mois, de convulsions.

Madame J... se lève peu de jours après la parturition, elle prend froid, et contracte *un rhume* qui se prolonge pendant six mois et amène un amaigrissement notable ; cette bronchite (?) est accompagnée de mouvements fébriles irréguliers, de sueurs nocturnes, de douleurs intercostales. L'expectoration est abondante, surtout le matin ; les crachats sont épais et d'un blanc verdâtre. Pas de diarrhée ni d'hémoptysie.

« Depuis cette époque, c'est-à-dire depuis seize ans, dit madame J..., ma santé n'a jamais été bonne ; j'ai toujours conservé une irritation du larynx provoquant la toux, surtout le matin ; j'ai eu des rhumes fréquents ; les digestions sont devenues de plus en plus mauvaises ; l'ingestion de la plus petite quantité d'aliments est suivie de gonflement et de douleur épigastriques, de pyrosis, de renvois nauséeux. Il y a huit à dix ans, j'ai commencé à ressentir des palpitations qui depuis n'ont pas cessé ; elles sont devenues très-pénibles, et aujourd'hui la marche, le plus léger exercice les exaspèrent et provoquent en outre une grande gêne dans la respiration. »

Les règles sont habituellement régulières, mais depuis six ans elles sont beaucoup moins abondantes. En 1864, sans cause connue, elles ont été supprimées pendant quatre mois ; au mois de novembre 1867 les règles n'ont pas paru, mais quinze jours après l'époque il est survenu un écoulement de sang d'une abondance médiocre mais continu ; cette métrorrhagie existe encore au mois de mars 1868 ; elle affaiblit considérablement la malade, et elle est le phénomène morbide dont se préoccupe surtout madame J..., et pour lequel elle réclame avec le plus d'instance son admission à Plessis-Lalande.

Depuis sa première couche, mais surtout depuis la seconde, madame J... a éprouvé dans l'hypogastre, dans la région lombaire, les aines et les cuisses des tiraillements, des douleurs qui ont toujours été en augmentant, et qui, depuis plus d'une année, lui rendent la marche, la station debout et même la station assise, très-pénibles et souvent impossibles. Il existe une leucorrhée habituelle et passablement abondante.

Au mois de mars 1868, la toux devenue depuis longtemps déjà très-fréquente, est très fatigante ; une expectoration très-abondante, l'anorexie et la dyspepsie ; la métrorrhagie ; des douleurs lombaires et abdominales presque continues ; les palpitations et les troubles de la respiration ; les sueurs nocturnes et une insomnie rebelle ; des mouvements fébriles irréguliers mais fréquents ; en un mot l'ensemble des lésions fonctionnelles si grave, que nous avons sommairement indiquées, a produit un tel état d'anémie, d'asthénie générale, de prostration et d'émaciation, que madame J... se juge perdue ; elle en a d'autant plus la conviction que plusieurs médecins ne lui ont pas dissimulé « qu'elle est phthisique et qu'elle a une maladie de cœur incurable, » et que d'ailleurs elle a épuisé, sans aucun succès, tous les arcanes de la thérapeutique médicamenteuse. C'est en désespoir de cause, et pour obéir à son mari, qu'elle s'adresse à l'hydrothérapie et qu'elle réclame son admission à l'institut du Plessis-Lalande, où elle entre le 8 avril 1868.

Examen de la malade. — L'habitude extérieure est celle d'une phthisique arrivée à une période avancée de la maladie.

La respiration est courte, haletante, costo-abdominale dès que la malade fait le moindre mouvement; la toux est fréquente, creuse, profonde; l'expectoration est caractéristique.

Voici les signes que donnent l'auscultation et la percussion des poumons. A gauche, dans toute l'étendue du poumon, le bruit respiratoire est exagéré, bronchique, rude ; la percussion donne une sonorité affaiblie. A droite, la percussion et l'auscultation révèlent l'existence d'une vaste caverne ; au sommet du poumon, le souffle amphorique, le gargouillement sont nettement perçus non-seulement au-dessous de la clavicule. mais encore dans la fosse sus-claviculaire, et, en arrière, dans la fosse sus-épineuse. Au-dessous et jusque vers la base, l'on entend, en divers points, soit du souffle bronchique, soit des craquements humides plus ou moins fins.

La pointe du cœur bat dans le sixième espace intercostal; les battements sont irréguliers, parfois intermittents ou tumultueux ; le premier bruit est accompagné d'un souffle intense, rude, râpeux, occupant presque tout l'intervalle qui sépare le premier bruit du second. La main perçoit un frémissement vibratoire très-marqué.

L'exploration de l'abdomen ne donne que des signes négatifs; le foie et la rate ne dépassent point leurs limites physiologiques; les urines sont normales. Il n'existe aucune infiltration séreuse.

La matrice est abaissée et infléchie en avant; le col est volumineux, violacé, mou, saignant au moindre contact; il présente l'état qui a été décrit par Jobert, sous le nom d'état fongueux.

Le traitement hydrothérapique est commencé le même jour.

Après avoir, au moyen de quelques *frictions en drap mouillé*, évalué et développé la puissance de réaction que possède encore la malade et qui est réduite à son minimum, j'administre, deux fois par jour, une *douche générale (en pluie et en jet mobile)*. Les premières opérations déterminent une véritable suffocation, produite par de violentes palpitations et une grande gêne de la respiration; mais la durée de la douche ne dépasse point cinq secondes, et les troubles de la respiration et de la circulation cardiaque se calment au bout de quelques minutes. Bientôt la douche est parfaitement supportée, et dès lors sa durée est progressivement augmentée; au bout de quelques jours, celle-ci atteint la limite qu'elle ne doit point dépasser, c'est-à-dire une minute.

25 *avril.* — *Dès les premières douches, l'hémorrhagie utérine a été arrêtée*, et immédiatement la malade a senti ses forces renaître; l'appétit commence également à se faire sentir. Les sueurs nocturnes sont moins profuses et le sommeil est meilleur.

Un fer rouge est promené sur toute la surface du col utérin.

25 *mai.* — Mme J., qui n'est venue à Plessis-Lalande que contrainte et forcée, qui avait à l'endroit de l'hydrothérapie les plus vives appréhensions, les plus profondes répugnances, une horreur de parti pris, est aussi enchantée qu'étonnée de la rapide transformation qu'a subie sa santé, sous la seule influence d'un peu d'eau froide projetée deux fois par jour sur la surface de son corps; elle ne peut comprendre qu'un effet aussi remarquable doive être rapporté à une cause aussi minime en apparence. « *Je suis guérie*, s'écrie-t-elle, *et cette guérison, si* « *rapide, est tellement extraordinaire qu'elle m'effraye.* « *Cela ne tiendra pas !* »

Mme J. n'est pas guérie, mais les résultats produits par l'hydrothérapie, en six semaines, sont en effet inespérés. L'appétit est vif, la digestion excellente, le teint coloré ; la toux beaucoup moins fréquente, l'expectoration moins abondante; la malade peut faire d assez longues promenades sans essoufflement et sans palpitations violentes. Les sueurs nocturnes ont encore diminué et le sommeil est bon.

Une seconde application de fer rouge est pratiquée sur le col utérin.

Madame J... a quitté Plessis-Lalande le 8 juillet, dans l'état suivant :

La malade a notablement engraissé ; les forces ne laissent rien à désirer ; toute trace d'anémie a disparu ; le teint est même très-coloré.

L'appétit est très-vif; les fonctions digestives s'accomplissent parfaitement.

La toux est rare; l'expectoration nulle. Au niveau de la caverne pulmonaire, la respiration, la voix, la toux sont amphoriques, mais le gargouillement a disparu. Evidemment la cavité existe toujours, mais elle ne contient plus de liquides. Depuis plus d'un mois madame J.. n'a plus de sueurs nocturnes; le sommeil est excellent.

Le bruit anormal du cœur n'a pas changé de caractère, mais les battements sont réguliers; la malade peut marcher vivement sans ressentir ni essoufflement ni palpitations.

La matrice ne présente plus qu'un léger degré d'antéversion ; le col utérin est à l'état physiologique. Les règles ont paru deux fois à l'époque habituelle ; elles ont duré 4 jours et se sont arrêtées net. La leucorrhée a complétement disparu; nulle douleur ne se fait sentir dans le ventre, les lombes, les cuisses, etc.

En un mot, madame J .. a toutes les apparences de la santé la plus florissante, et il est certain qu'en ce moment la *sante fonctionnelle* est parfaite.

Tous les praticiens apprécieront à sa juste valeur cette remarquable observation. Quelques mots seulement pour en faire ressortir les points les plus dignes d'attention.

1° Sous la seule influence de l'*action régulatrice de la circulation générale* exercée par l'eau froide, — action qui devient *révulsive* en ce qui concerne l'utérus, — l'on voit s'arrêter une métrorrhagie rebelle, produite et entretenue par un état fongueux du col utérin et par une anémie très-prononcée.

Ce fait démontre péremptoirement que l'hydrothérapie scientifique est essentiellement une *médication physiologique*, et il met en pleine lumière l'énorme puissance de la thérapeutique fonctionnelle. L'on ne saurait rechercher et méditer avec trop de soins toutes les importantes conséquences pratiques qui en découlent ; et, à ce point de vue, il est utile de rapprocher l'observation de madame J... de celles de mademoiselle X... et de madame X..., que nous avons insérées dans le premier fascicule de la *Clinique de Plessis-Lalande* (pages 24 et 30), et surtout de celle de madame A..., qui se trouve à la page 293 du *Traité d'hydrothérapie* (3e édition, 1866).

Madame J... est un nouvel exemple de l'action héroïque qu'exerce le fer rouge sur certaines affections utérines, et spécialement sur l'état fongueux du col.

2° En ce qui concerne l'influence exercée par l'hydrothérapie sur la tuberculisation pulmonaire et sur la maladie organique du cœur, l'observation de madame J... justifie de tous points les doctrines que nous avons émises touchant la marche, la terminaison et le traitement des maladies chroniques (*Traité d hydrothérapie*, p. 355), et elle prouve une fois de plus que le plus sûr moyen de modifier certaines *lésions locales* de l'organisme et d'en prévenir les funestes effets, est d'agir sur les *fonctions générales* de l'économie au moyen d'un *agent physiologique* qui, dans l'espèce, s'appelle l'hydrothérapie.

A ce second point de vue, nous ne pouvons que nous en référer aux nombreux faits analogues que nous avons publiés depuis quinze ans.

3° Enfin, mon cher maître, et ici c'est particulièrement à vous que je m'adresse, n'est-il pas digne de remarque que les troubles fonctionnels du cœur aient pour ainsi dire disparu, sans qu'on ait pu constater la moindre modification dans l'état anatomique de l'organe? Ne faut-il pas en conclure, conformément à ce que j'ai dit plus haut, d'une part, qu'il peut exister une *lésion très-accusée* du cœur, sans que les fonctions de circulation soient notablement troublées; d'autre part, que les désordres fonctionnels très-graves qui accompagnent certaines lésions organiques du cœur ne sont pas toujours et nécessairement directement produites par ces lésions locales, et qu'ils peuvent être l'effet de certaines altérations générales, se rattachant à l'hématose, à la nutrition, au liquide sanguin et à l'innervation?

Terminons ce travail, déjà trop long, par une observation qui nous fournira l'occasion d'exposer les dernières considérations qu'il nous reste, mon cher maître, à soumettre à votre appréciation, en ce qui concerne le traitement hydrothérapique des maladies organiques du cœur.

OBS. V. — Madame X..., de haute taille, de belle et robuste constitution, n'ayant jamais eu de maladie grave, se marie à l'âge de vingt ans, jouissant de la santé la plus florissante. Elle ne tarde pas à devenir enceinte: la grossesse est heureuse, l'accouchement naturel et facile; la mère nourrit son enfant.

Au troisième mois de l'allaitement, madame X... fait une promenade au Jardin des Plantes avec son mari, son enfant et sa domestique; elle y est surprise par un orage effroyable qui lui inspire une violente épouvante; elle reste exposée pendant plus d'une heure à une pluie abondante, et ne trouve qu'une voiture ouverte pour rentrer chez elle, où elle arrive trempée.

Dans la soirée, madame X... est prise de frisson et de malaise général; le lendemain, elle a de la fièvre, le lait se tarit, et l'enfant est confié aux soins d'une nourrice.

Au bout de quelques jours, la malade se rétablit, *sans avoir présenté la moindre trace d'un rhumatisme localisé*, mais elle accuse des palpitations qui, depuis cette époque, c'est-à-dire depuis vingt-deux ans, ne l'ont plus quittée.

Pendant vingt ans, madame X... ne fait aucune maladie sérieuse, ne présente aucun phénomène morbide grave; mais elle est anémique, parfois dyspeptique, et elle est fort incommodée par ses palpitations. Le volume du cœur n'est pas augmenté, mais le premier temps est accompagné d'un bruit de souffle doux, que Michon, médecin ordinaire de madame X..., rattache à l'anémie.

Pendant ce long espace de temps, madame X... a successivement recours au fer sous toutes ses formes, aux diverses préparations de quinquina, au régime analeptique et tonique (*viandes grillées, vin de Bordeaux*, etc.), aux voyages, aux bains de mer, etc.; elle en obtient, à différentes reprises, un soulagement plus ou moins marqué, mais il n'est que momentané; la santé reste habituellement mauvaise, surtout en raison des palpitations qui persistent toujours. Néanmoins madame X..., qui est pleine d'énergie et d'activité, accomplit les nombreux et fatiguants devoirs que lui imposent l'industrie de son mari et les soins de sa maison.

Au milieu de toutes ces vicissitudes de sa santé habituelle, madame X... est prise, tout à coup, au mois d'avril 1866, d'une affection gastro-intestinale grave (*fièvre muqueuse*), laquelle oppose une vive résistance aux soins assidus et éclairés que prodigue à la malade M. le docteur Brongniart, devenu, depuis la mort de Michon, le médecin de la famille.

Au mois de juin, l'état de la malade est devenu fort grave : émaciation, faiblesse générale extrême, fièvre continue avec exacerbation vers le soir ; langue rouge, sèche, dénudée ; nombreuses plaques de muguet dans la cavité buccale ; anorexie absolue, l'ingestion de la plus petite quantité des aliments les plus légers étant suivie de douleurs abdominales, de diarrhée, de surexcitation fébrile ; infiltration des membres inférieurs, etc. Bref, madame X... était, de tous points, l'analogue de la dame Albert, qu'Auburtin m'a adressée à Schwalheim, à laquelle j'ai déjà fait allusion dans ce travail, et dont j'ai rapporté l'histoire dans le *Traité d'hydrothérapie.*

M. Brongniart, auquel j'ai eu le bonheur, il y a longtemps déjà, de démontrer les actions spécifiques et héroïques de l'hydrothérapie, dans une circonstance dont le souvenir nous est resté bien cher à tous deux, M. Brongniart pensa que le moment était venu de faire intervenir l'eau froide, et je fus appelé en consultation.

Complètement d'accord avec mon distingué confrère et ami sur l'opportunité d'un traitement hydrothérapique, je soulevai néanmoins une difficulté : *la malade est-elle transportable?* A cette question, nous répondîmes tous deux par la négative, et il fut décidé que l'on commencerait par traiter la malade à domicile, en lui pratiquant deux fois par jour une *friction avec le drap mouillé et fortement tordu*, de manière à en exprimer la plus grande quantité d'eau possible.

Quelques jours de ce traitement préparatoire suffirent pour relever les forces de la malade, pour diminuer le mouvement fébrile et pour nous autoriser à tenter le déplacement ; le 6 juin (1866), madame X... fut transportée à Plessis-Lalande, non sans de grandes difficultés et de vives appréhensions. A ce moment, je crus devoir nettement préciser la situation, et je dis à M. le docteur Brongniart :

« Je crois, mon cher ami, pouvoir vous promettre de « reconstituer l'état général de votre malade ; de faire « justice de l'affection intercurrente, des phénomènes « morbides accidentels, des complications ; je vais plus « loin : je crois pouvoir vous promettre de la placer « dans un état de santé meilleur que celui qui lui est « habituel depuis vingt ans ; mais je n'espère, en aucune « façon, faire disparaître la maladie qui, pour moi, cons- « titue le fond de l'état morbide que nous avons sous « les yeux, et qui consiste en une altération organique « du cœur, nettement caractérisée par les battements « cardiaques, lesquels sont irréguliers, intermittents, « tumultueux ; par le bruit anormal qui accompagne le « premier temps ; par le pouls veineux qui agite les « veines jugulaires ; par l'infiltration séreuse des extré- « mités inférieures ; et, enfin, par un commencement de « goître exophthalmique. »

Le lendemain fut commencé un traitement hydrothérapique qui, on le comprend aisément, exigea une grande prudence et une application rigoureusement raisonnée et méthodique. Nous n'en suivrons pas tous les détails et toutes les péripéties, et nous nous contenterons d'en indiquer le résultat.

Le 21 décembre, c'est-à-dire au bout de six mois et demi de traitement, madame X... avait recouvré son embonpoint et ses forces ; elle mangeait, digérait et dormait bien ; le teint était coloré ; l'infiltration séreuse avait disparu ; les battements du cœur étaient plus réguliers ; le pouls veineux était moins perceptible ; en un mot, et conformément à ce que j'avais promis à Brongniart, madame X. . accusait un état de bien-être, de santé générale qu'elle ne connaissait plus depuis longtemps.

En présence d'un succès aussi remarquable, et qui pour beaucoup de médecins eût été complétement inespéré, en présence surtout des mauvaises conditions hygiéniques dans lesquelles la malade devait se trouver placée à Paris, il fut évident pour Brongniart et pour moi que le traitement hydrothérapique devait être continué, et nous engageâmes vivement madame X... à passer l'hiver à Plessis-Lalande.

Nos conseils ne furent pas suivis, et malgré nos instances madame X... quitta l'établissement et retourna à Paris; cette fois-ci, le trajet s'effectua fort gaîment, en voiture découverte.

Au mois de février 1867, madame X... étant sortie par un temps froid et humide pour aller à la messe, contracta une bronchite qui, dès le début, prit un caractère grave; l'inflammation envahit rapidement les bronches capillaires, il survint une grande gêne dans la respiration, de la fièvre, une prostration générale considérable, et les troubles de la circulation cardiaque se montrèrent de nouveau avec une grande violence.

La bronchite ne disparut que lentement et difficilement sous l'influence de plusieurs vésicatoires volants, des antimoniaux et du quinquina; l'état général devint fort mauvais, et la malade se retrouva à peu de choses près dans une situation analogue à celle du mois de juin 1866.

Pendant deux mois, les symptômes cardiaques allèrent en s'aggravant, et ils déterminèrent une hydropisie progressive qui bientôt devint le phénomène morbide prédominant.

Le 6 avril, madame X... revient à Plessis-Lalande dans des conditions beaucoup plus mauvaises que la première fois, car il existe un épanchement péritonéal notable, un œdème prononcé du poumon, une infiltration séreuse considérable des membres inférieurs, un état anémique et asthénique des plus graves.

Le traitement hydrothérapique est recommencé; mais si, au bout de quelques semaines, l'on constate une amélioration sensible du côté des voies digestives, des forces, de l'anémie et de l'asthénie générale, l'on constate aussi malheureusement que l'hydropisie va croissant, et qu'elle envahit la paroi abdominale et les lombes.

Le 17 mai, à la demande de la malade et de sa famille, le traitement hydrothérapique est suspendu.

Le 13 juin, la situation est des plus graves; Brongniart et moi réclamons votre intervention ainsi que celle d'Auburtin, et la consultation suivante est rédigée :

« Les médecins soussignés ont examiné madame X... avec le plus grand soin, et les organes thoraciques ont été surtout de leur part l'objet d'une attention toute spéciale. Voici ce qu'ils ont constaté :

« Voussure de la région précordiale, matité notablement plus étendue qu'à l'état normal. — La pointe du cœur bat plus bas et en dehors du mamelon. A l'auscultation, on entend très-distinctement un souffle rude, râpeux, tirant un peu sur le bruit de piaulement, ayant son maximum d'intensité à la pointe. Ce souffle, qui est au premier temps, remplace le premier claquement valvulaire et occupe tout le petit silence. Il s'agit donc ici d'une lésion de l'orifice auriculo-ventriculaire gauche. Les battements du cœur sont irréguliers, intermittents, et c'est certainement à la gêne de la circulation centrale qu'il faut rapporter l'hydropisie.

« En avant et des deux côtés de la poitrine, la respiration est bonne, l'expansion vésiculaire est complète ; mais en arrière, à droite et à gauche, dans le tiers inférieur, il y a de la matité, de l'obscurité de la respiration et des râles sous-crépitants qui indiquent un œdème pulmonaire.

« Il ne faut pas compter qu'il soit possible *d'enlever* la lésion cardiaque ; mais, sous l'influence d'une bonne direction, il sera peut-être possible de diminuer les accidents principaux. Toutefois, en présence d'une semblable lésion cardiaque, il faut faire toutes réserves, les affections de cette nature étant de celles avec lesquelles *il faut toujours compter*, et qui peuvent déjouer tous les efforts de la médecine.

« Ils estiment qu'il faut, par tous les moyens possibles, donner à la peau une grande activité, obtenir des sueurs copieuses, et en même temps agir du côté des reins par des diurétiques.

« Ils conseillent de donner la préférence à l'infusion de feuilles de digitale qui, sous cette forme, agit comme *sédatif* et comme diurétique.

« Madame prendra chaque jour deux verres de l'infusion suivante, à *froid*. »

Feuille de digitale . . . . 1 gramme.
Faire infuser dans eau . . . 1 litre.

BOUILLAUD, AUBURTIN,
J. BRONGNIART, L. FLEURY.

La digitale est administrée méthodiquement pendant plusieurs jours, mais l'action diurétique fait complétement défaut, et le médicament exerce sur l'état général et sur les voies digestives une action si défavorable, que l'on est obligé d'en suspendre l'emploi.

Sur la proposition de notre confrère Brongniart, l'on prescrit les sels de potasse, mais ils n'augmentent pas la sécrétion urinaire et produisent un effet irritant qui ne permet pas d'en continuer l'administration. La liste des diurétiques, les sudorifiques, les purgatifs sont épuisés sans plus de succès.

Sous l'empire d'une influence extra-médicale qu'il est inutile de désigner ici, toute intervention de l'art est repoussée, la maladie est abandonnée à elle-même et la malade arrive graduellement à un état voisin de l'agonie. A plusieurs reprises il m'arrive de quitter madame X... le soir sans conserver l'espoir de la retrouver vivante le lendemain matin.

Tout à coup survient une diurèse spontanée, en l'absence de toute cause déterminante acceptable pour la science ; à mesure que l'hydropisie diminue, l'état général s'améliore, les fonctions digestives se rétablissent, les forces renaissent, et le 27 octobre madame X .. quitte Plessis-Lalande ne présentant plus trace de suffusion séreuse en aucun point. Son état n'est pas aussi satisfaisant qu'à son premier départ, mais il est relativement bon.

Au mois de janvier 1868, madame X... contracte une nouvelle bronchite capillaire, et nous voyons reparaître, avec une gravité plus grande encore, tous les phénomènes qui ont accompagné la bronchite de 1867 ; les troubles cardiaques se reproduisent avec violence, et une hydropisie progressive envahit de nouveau tout l'organisme. Au mois de mai, une diurèse spontanée amène encore une fois une diminution dans les suffusions séreuses ; mais ce mouvement éliminatoire s'arrête bientôt, l'anasarque générale, l'ascite, l'épanchement pleural et l'œdème pulmonaire arrivent à leur maximum, et la malade succombe le 24 juillet.

Permettez-moi, mon cher maître, d'indiquer aussi brièvement que possible les importantes questions de physiologie pathogénique et de physiologie curative que soulève cette observation, ainsi que les graves enseignements pratiques qui en découlent.

I. — A quelle époque faut-il faire remonter le début de la lésion cardiaque à laquelle a succombé madame X...? — Il est impossible de répondre avec une certitude absolue ; cependant, en étudiant avec soin et rigueur la marche de cette longue maladie, il nous semble évident que ce début se rattache à l'origine même du mal, c'est-à-dire à la promenade au Jardin des Plantes faite il y a plus de vingt ans. C'est à ce moment que se sont manifestés les troubles de la circulation cardiaque, et depuis ce moment ils n'ont jamais cessé et ont toujours conservé le même caractère.

Faut-il les attribuer, comme le faisait la malade, et à son exemple un grand nombre de personnes, à l'*émotion morale* ressentie par madame X... ?

Ainsi que vous, cher maître, nous ne prétendons pas nier l'influence des causes morales sur le développement des lésions organiques du cœur; mais nous pensons qu'elle a été exagérée par Corvisart. D'un autre côté, si nous admettons l'action pathogénique des causes morales qui ont eu une longue durée ou qui se sont renouvelées un grand nombre de fois, nous ne croyons pas qu'une lésion organique puisse être produite instantanément par une émotion unique, brusque et de courte durée.

Dans l'espèce, nous sommes d'avis, malgré l'absence de tout rhumatisme aigu localisé, que la lésion cardiaque a été le résultat du *froid humide* auquel madame X... est restée exposée pendant plusieurs heures, et qui a évidemment déterminé une véritable fièvre rhumatismale. Ou nous nous trompons fort, ou cette opinion sera ratifiée par vous.

II. — Pendant près de vingt années, la lésion cardiaque reste simple, dépourvue de toute complication, sans retentissement marqué sur les grandes fonctions de l'économie, et pendant ce long espace de temps, madame X... vit de la vie de tout le monde, et n'est que médiocrement incommodée par des palpitations et par quelques troubles irréguliers et intermittents des fonctions digestives.

III.— En 1866, survient une malade intercurrente, une *fièvre muqueuse* qui compromet gravement l'état général, altère la nutrition et la composition du sang, et immédiatement la lésion locale devient la cause directe d'accidents graves, et notamment d'une suffusion séreuse progressive inquiétante.

L'hydrothérapie intervient, et bientôt les grandes fonctions de l'économie, la digestion, la nutrition, l'hématose, l'absorption, etc., sont heureusement modifiées; le sang se reconstitue, l'infiltration séreuse est résorbée, *l'état général devient bon*, et dès lors la *lésion locale* n'exerce plus sur la *santé fonctionnelle* que l'action limitée et restreinte qui lui a été dévolue pendant vingt ans.

IV. — Que serait-il advenu si, au lieu d'interrompre le traitement hydrothérapique le 21 décembre 1866 et de retourner à Paris, madame X., cédant aux instances de Brongniart et aux miennes, eût passé l'hiver à Plessis-Lalande, et continué le traitement?

Ici encore la réponse ne saurait présenter les caractères d'une certitude absolue, mais il est fort probable que, fortifiée par l'eau froide, rendue moins sensible aux modificateurs atmosphériques, madame X. eût échappé aux bronchites dont l'influence a été si fatale, et qui ont exercé sur les effets de la lésion cardiaque une action analogue à celle qui, un an auparavant, avait été le résultat de la fièvre muqueuse.

Ne trouvons-nous pas dans tout ce qui précède une nouvelle et éclatante confirmation des doctrines sur lesquelles nous avons fondé l'hydrothérapie scientifique?

V. — En 1867, le traitement hydrothérapique employé sous toutes ses formes : douches, enveloppements partiels, sudation en étuve sèche, etc., est resté inefficace. Pourquoi?

Parce que l'anasarque en a paralysé l'action.

On le sait aujourd'hui : l'action thérapeutique de l'hydrothérapie est un acte physiologique s'exerçant par l'intermédiaire des nerfs périphériques et de leurs actions réflexes sur le système nerveux tout entier, principalement sur le système vasomoteur, et, par conséquent, sur la circulation capillaire et sur la distribution générale du sang. Or, il est facile de comprendre que l'action réflexe est diminuée ou anéantie lorsque le tissu cellulaire sous-cutané est infiltré d'une quantité plus ou moins abondante de sérosité; dès lors la *réaction* hydrothérapique fait défaut, et la médication devient impuissante et parfois même dangereuse.

En ce qui concerne le traitement hydrothérapique des affections organiques du cœur, — et pour terminer ce que nous avons à en dire ici, — une anasarque considérable doit être considérée, abstraction faite de toute complication, sinon comme une contre-indication absolue, du moins comme une cause d'inefficacité avec laquelle il faut compter. Ajoutons, d'ailleurs, que ceci s'applique à toutes les anasarques, qu'elles soient le résultat d'une maladie cardiaque ou d'une maladie de foie, d'une albuminurie, ou de toute autre cause d'hydropisie.

Une contre-indication plus absolue est l'existence d'une dilatation des cavités du cœur, avec amincissement considérable des parois; mais ici même nous conseillerions à un médecin expérimenté et prudent de ne pas repousser la médication *a priori*. En se conformant aux règles que nous avons établies, il est possible et il peut être utile d'en tenter l'application dans certains cas, sauf à s'arrêter en présence d'une inefficacité ou d'une nocuité démontrée par l'expérience.

Il faut nous arrêter, bien que le sujet que nous avons abordé dans ce travail soit loin d'être épuisé; nous y reviendrons, mon cher et illustre maître, surtout si nos efforts sont assez heureux pour mériter votre approbation et vos encouragements.

La publication du précédent *Mémoire* a soulevé une question de priorité qui est exposée et résolue dans les deux lettres suivantes :

A Monsieur le Rédacteur du MOUVEMENT MÉDICAL.

Monsieur le Rédacteur,

On me communique deux numéros de votre journal (numéros du 9 et du 16 août 1868), contenant un article de M. Fleury, intitulé : *Du traitement hydrothérapique des affections organiques du cœur.* Dans cet article, je lis la phrase suivante :

« L'hydrothérapie est encore — sciemment ou insciemment — l'objet d'assertions et d'appréciations si fausses, si ridicules, si dangereuses, qu'il faut bien mettre à néant certaines erreurs émises par des praticiens qui, — n'étant ni hydriâtres, ni médecins — je ne dis pas docteurs — voudraient persuader sinon aux médecins, voire aux docteurs, du moins au public, qu'ils possèdent seuls la notion des indications et des contre-indications sur lesquelles doit reposer l'HYDROTHÉRAPIE POSITIVE, — c'est-à-dire l'hydrothérapie qu'ils pratiquent et que, *par des motifs qui n'appartiennent plus à la discussion scientifique*, ils voudraient faire considérer comme la meilleure et la plus sûre des hydrothérapies passées, présentes et futures. »

De cette phrase, dont tous les mots ont l'intention d'être extrêmement désagréables aux deux médecins désignés dans cet article, je dois assurément endosser, pour mon compte, la plus large part.

M. Leroy-Dupré, que je n'ai pas mission de défendre, et qui se défendra fort bien tout seul, s'il le juge convenable, n'a rien à démêler avec l'HYDROTHÉRAPIE POSITIVE ; le chef de l'hydrothérapie rationnelle et orthodoxe a tort de faire tomber sur sa tête innocente les anathèmes qu'il lance contre les sectateurs de l'hydriâtrie positive et hérétique. A chacun la responsabilité de ses œuvres.

C'est moi le seul coupable ; c'est moi qui, le premier, ai appelé, il y a deux ans, dans la *Revue médicale*, l'attention des praticiens sur la nécessité de préciser, plus qu'on ne l'a fait jusqu'à ce jour, les indications et les contre-indications de l'hydrothérapie, et de constituer enfin l'hydrothérapie rationnelle en science *positive*. Je persiste plus que jamais dans mes errements, en dépit des railleries et des sarcasmes de M. Fleury.

J'ai dit et je maintiens, que l'hydrothérapie ne deviendra véritablement POSITIVE que lorsque, abandonnant les errements du passé, les directeurs d'établissements ou d'*instituts* hydrothérapiques auront pris l'habitude de publier les observations exactes et complètes de *tous* les malades traités par eux, quels qu'aient été les résultats — heureux ou malheureux — de la médication. Les médecins et le public auront alors, dans ces recueils d'observations — qui ne seront plus des observations *choisies* — les éléments d'une appréciation réellement éclairée et sérieuse de l'efficacité de la méthode. Alors, l'hydrothérapie POSITIVE sera bien près d'être fondée; tous les *médecins hydriâtres*, — M. Fleury lui-même — auront apporté leur pierre pour la construction de l'édifice. L'hydrothérapie sera l'hydrothérapie de tout le monde et non plus celle de telle ou telle personnalité inquiète, ombrageuse et despotique. Le temps des autocraties — scientifiques ou autres — est bien passé.

Je me borne, pour terminer, à relever une erreur commise à mon préjudice par M. Fleury. Dans un autre passage de son article, l'auteur dit : « C'est ainsi que j'ai pu, d'une part, constater la puissance thérapeutique des *médications hydrothérapiques révulsive, résolutive, antipériodique*, etc., et, d'autre part, reconnaître le rôle si important qu'il faut attribuer au *système nerveux vaso-moteur*, aux *actions réflexes*, à la *circulation capillaire*, etc. »

J'ai vainement cherché, dans l'*avant-dernière* édition du *Traité d'hydrothérapie* de M. Fleury, la trace d'une indication quelconque du *rôle important* qu'il fait jouer, en hydrothérapie, au *système nerveux vaso-moteur* et aux *actions réflexes*. Cette notion ne se trouve dans aucune des publications qui ont précédé mon article *Affusions* du *Dictionnaire encyclopédique des sciences médicales*. C'est là que le premier, de tous les *médécins hydriâtres*, j'ai établi les effets de l'eau froide sur le *système nerveux vaso-moteur*, et que j'ai fait jouer un *rôle important* aux *actions réflexes* dans l'explication des phénomènes produits par les applications de l'eau froide sur l'organisme. C'est depuis cet article, qui a eu l'honneur d'être mentionné avec éloges par M. Fleury dans la dernière édition de son *Traité d'hydrothérapie*, c'est depuis cet article, dis-je, que l'on a vu apparaître, dans toutes les publications relatives à l'hydrothérapie, — particulièrement dans la *dernière* édition du Traité de M. Fleury, — la mention des effets de l'eau froide sur le *système nerveux vaso-moteur* et du rôle *important* des *actions réflexes* en hydrothérapie.

M. Fleury — si *riche* de son propre fonds, et que la gloire acquise aurait dû rendre plus *désintéressé*, — n'avait nul besoin de s'attribuer, à cet égard, une priorité qui ne lui appartient pas, et qui, je le répète, n'appartient qu'à moi seul.

Veuillez, je vous prie, Monsieur le Rédacteur, insérer cette réponse dans l'un des plus prochains numéros de votre journal, et agréer mes civilités.

Dr A. TARTIVEL.

Bellevue, 31 août 1868.

Mon cher Pascal,

Je vous ai engagé à insérer purement et simplement, sans commentaire aucun, l'étrange *Réclamation* qu'on vient de lire, et de vous en rapporter au bon sens de nos lecteurs pour en apprécier la valeur.

Vous me demandez une réponse, et vous y insistez ; — qu'il en soit fait selon votre désir.

I. — M. le docteur T... revendique pour lui seul la paternité de la conception — toute platonique, d'ailleurs — de l'*hydrothérapie positive*, et il me reproche de faire tomber sur « la *tête innocente* » de son directeur « *riche et désintéressé* » une partie des *anathèmes* que je lance *contre les sectateurs de cette hydriâtrie.*

Les considérations préliminaires qui ornent la fameuse brochure de M. Leroy-Dupré (1) étant absolument semblables à celles que M. T... produit dans sa *Réclamation*, après les avoir déjà formulées, il y a deux ans, dans la *Revue médicale;* M. T... ayant déclaré avoir offert à son nouveau Directeur « *le concours de ses aptitudes pour les* « *travaux du cabinet et pour les épreuves de la pra-* « *tique*, » et M. T... ayant ajouté que ce Directeur *est tenté par la gloire de fonder l'hydrothérapie positive*, j'avais cru pouvoir établir une complète solidarité entre ces deux hydriâtres. Il paraît que M. T... est seul *créateur*, et que M. L. D... n'est que *sectateur*. Soit ; je fais amende honorable à la *tête innocente* de M. L. D..., et ne trouvant plus devant moi que la *tête coupable* de M. T..., j'avoue que je me sens plus disposé à rire qu'à discuter. Discutons néanmoins, puisque vous le voulez.

II. — Je n'ai lancé aucun *anathème* contre qui que ce soit. Je ne crois pas que l'hydrothérapie rationnelle et scientifique que j'ai fondée « *flotte à l'aventure et sans boussole ;* » je ne crois pas que le besoin de l'*hydrothérapie positive* se fasse univer-

(1) *Des indications et des contre-indications en hydrothérapie.*

sellement et impérieusement sentir ; mais je n'ai jamais repoussé, et je ne repousserai jamais, aucune recherche scientifique faite dans un esprit de vérité, de justice et de désintéressement. Que des travaux sérieux et consciencieux donnent à l'hydrothérapie rationnelle un nouveau degré de précision, de certitude, de *positivisme*, et je serai le premier à les faire connaître et à les louer.

III. — De même qu'il ne suffit pas, en ce qui concerne le traitement hydrothérapique des maladies du cœur, de proclamer, à grand bruit, qu'une *distinction importante* doit être établie, en se gardant bien d'indiquer cette distintion, il ne suffit pas de *dire* que « l'hydrothérapie a baissé dans la con« fiance des médecins, parce qu'elle n'a pas su en« core *se constituer en méthode positive ;* — que « le futur édifice hydrothérapique *attend sa pierre « angulaire,* etc., etc., » — il faut *prouver* toutes ces belles choses, lesquelles, à défaut de preuves, restent à l'état de déclamations, dont le désintéressement peut être suspecté par les esprits « *inquiets* » et jaloux des véritables intérêts de la science.

IV. — Puisque, après avoir recouvré sous nos mains, à Bellevue, la vie et la santé ; puisque, après y avoir puisé, dans notre enseignement, ce qu'il sait de l'hydrothérapie, M. T... est devenu *médecin de l'établissement hydrothérapique de Bellevue*, pourquoi donc se contente-t-il de chanter, sur les modes les plus pindariques, son amour et son admiration pour l'hydrothérapie positive ? Pourquoi ne nous donne-t-il pas cette *boussole ?* Pourquoi ne pose-t-il pas cette *pierre angulaire ?* En un mot, pourquoi ne publie-t-il pas « *les observations exactes « et complètes, de* TOUS *les malades traités par lui* » depuis trois ou quatre ans? A l'œuvre, nous connaîtrons et l'artisan et le produit; mais jusque-là nous serons parfaitement en droit de ne point prendre au sérieux des phrases creuses, auxquelles nous avons opposé des arguments péremptoires, et qui ont le tort de ressembler beaucoup trop aux réclames de certains industriels.

Nous convions M. T... à ce travail avec d'autant plus d'insistance, que bon nombre de malades émigrent de Bellevue à Plessis-Lalande, qu'il en est d'autres qui suivent la route contraire, et qu'ainsi nous pourrons exercer sur nos observations un contrôle réciproque qui certainement sera très-profitable à la science.

V. — M. T... a vainement cherché, dans l'avant-dernière édition de mon livre (1856), « une indication quelconque du rôle important que joue en « hydrothérapie *le système nerveux vaso-moteur.* » — Je le crois sans peine, et il y a trente-six raisons pour que la recherche de M. T... soit restée vaine. La première, — et celle-ci étant connue, j'espère, mon cher Pascal, que vous me tiendrez quitte des trente-cinq autres, — la première, c'est qu'en 1856 les travaux de Schiff, de Claude Bernard, de Marey, etc., n'existaient pas encore, et que je ne pouvais, par conséquent, mentionner une découverte qui — comme aujourd'hui l'hydrothérapie positive — était encore dans les limbes de l'avenir.

Que si le système vaso-moteur figure dans l'article *Affusions* du dictionnaire encyclopédique, c'est tout simplement que les travaux en question ont été *antérieurs* à cet article, au lieu de lui être *postérieurs*.

Mais, dès l'année 1852, dans la première édition de mon livre, je *devinais* l'existence du système nerveux vaso-moteur, car *j'affirmais* le *rôle important* que jouent en pathogénie et en pathologie la CONTRACTILITÉ DES VAISSEAUX SANGUINS, la circulation capillaire et les congestions sanguines, et j'expliquais l'action thérapeutique de l'eau froide, par l'action physiologique que ce modificateur exerce, par l'intermédiaire du système nerveux, sur la CONTRACTILITÉ VASCULAIRE, et, par conséquent, sur la circulation et la distribution générale du liquide sanguin. Je *démontrais* ainsi, par l'observation clinique, ce qu'ont démontré plus tard le scalpel des anatomistes et les expériences des physiologistes.

C'est ainsi que j'ai posé la question dans la troisième édition de mon livre (1866, pag. 337 et suiv.), et j'en appelle avec une entière confiance au jugement de tous les hommes éclairés et impartiaux.

Quel est donc ici le mérite de M. T...? J'avais dit, *avant la découverte du système vaso-moteur*, que l'action thérapeutique de l'hydrothérapie doit être expliquée par l'action physiologique que, sous l'influence de l'eau froide, *le système nerveux* exerce sur la *contractilité des vaisseaux capillaires*. *Après la découverte du système vaso-moteur*, M. T... a substitué ces trois mots à ceux de *système nerveux!*

Mais ce mérite, si mince qu'il soit, peut-il, du moins, être revendiqué par M. T...?

Mais, entre l'avant-dernière et la dernière édition de mon livre, entre 1856 et 1866, n'ai-je donc rien professé, rien écrit, rien *publié*, touchant l'hydrothérapie?

Mais, avant d'accuser un homme qui, pendant sa

longue carrière d'écrivain et de critique, a toujours considéré comme le premier de ses devoirs d'établir scrupuleusement les droits de chacun, et de rendre à chacun loyale justice ; un homme qui a fait venir un livre de Paris à Bruxelles uniquement pour avoir l'occasion de citer avec éloges un article de M. T...; avant d'accuser un tel homme, l'auteur de cet article ne se serait-il pas livré à des recherches bibliographiques assez complètes, assez consciencieuses pour se mettre à l'abri de tout reproche mérité de mauvaise foi ou de coupable légereté ?

A ces questions, c'est le lecteur qui, tout à l'heure, va répondre pour nous.

VI. — M. T.... ne s'en tient pas là ; il déclare « que c'est à lui seul qu'appartient la gloire d'a- « voir indiqué (toujours dans le même article) le « rôle important que jouent les *actions réflexes* « dans l'explication des phénomènes produits par « les applications d'eau froide sur l'organisme.

En présence de cette prétention — qui a toutes les apparences d'une facétie, — n'avais-je pas raison de dire, mon cher Pascal, que l'on est plus tenté de rire que de discuter ?

A quel public croit donc s'adresser M. T... ? A qui prétend-il faire croire que moi, que Brown-Séquard, Gavarret, Auburtin, Monneret (si malheureusement enlevé à la science et à notre vieille amitié), que Landry, Becquerel et tant d'autres, que tous ceux de mes amis qui se sont occupés avec moi — ne fût-ce qu'un instant — de l'hydrothérapie, que tous nous avons attendu l'article *Affusions* du dictionnaire encyclopédique pour comprendre et pour dire, que c'est en raison d'une action réflexe que les nerfs périphé pés par l'eau froide réagissent sur le système nerveux ganglionnaire et sur la contractilité des vaisseaux sanguins ?

Mais il y a mieux ! M. T... a-t-il donc oublié qu'à l'époque où j'étais le Directeur jouissant du « *concours de ses aptitudes pour les travaux du cabinet et pour les épreuves de la pratique,* » l'explication par les actions réflexes était entre nous monnaie courante ?

Mais il y a mieux encore ! Que M. T... veuille bien ouvrir notre *Cours clinique d'hydrothérapie fait à l'hôpital militaire de Bruxelles,* et à la page 28 il trouvera les lignes suivantes :

« Les découvertes physiologiques modernes « prouvent que les congestions asthéniques ne « doivent pas être rattachées à *une force inhérente « au sang,* à une sorte de *pléthore,* mais à une di- « minution de la tonicité des vaisseaux capillaires, « produite elle-même par un affaiblissement de « l'action exercée sur les vaisseaux *par les nerfs « vaso-moteurs,* et comme, suivant Marey et la plu- « part des physiologistes, il semble que ces in- « fluences nerveuses sur la circulation se pro- « duisent le plus souvent sous forme d'*actions ré- « flexes,* il est rationnellement, scientifiquement « indiqué de renoncer aux émissions de sang, et « de leur substituer un agent (l'eau froide) qui, PAR « ACTION RÉFLEXE, exerce une stimulation puissante « sur le système nerveux. »

Eh bien ! ces paroles ont été prononcées le 30 décembre 1863, publiées au mois de janvier 1864, et le fameux article *Affusions* est de 1865 !!!

Ainsi, soit qu'il s'agisse du système vaso-moteur, soit qu'il s'agisse de l'action réflexe, la priorité *ty-*

pographique que réclame pour *lui seul* M. T..., avec un orgueil si peu contenu et si mal placé, n'est... qu'une fâcheuse et ridicule illusion !

Assez sur ce point, auquel je suis honteux d'avoir fait l'honneur d'une réfutation aussi sérieuse ; que l'*erreur* et le *tort* que me reproche M. T... retombent de tout leur poids sur sa tête, moins « *innocente* » que celle de son Directeur.

VII. — *J'ai mentionné avec éloges l'article* Affusions. — Cela prouve que je suis toujours prêt à rendre justice à qui de droit, et je me félicite d'autant plus de m'être montré équitable envers M. T..., qu'il paraît considérer son fameux article de 1865 comme son unique titre de gloire hydrothérapique. — J'avais espéré mieux de mon ancien élève !

Mais, de ce que j'ai loué l'article Affusions du *Dictionnaire encyclopédique*, faut-il en conclure que j'étais tenu de louer également l'odieux article inséré il y a deux ans, par M. T... dans la *Revue médicale?* Non ; et j'ai assez d'estime pour M. T.... pour croire qu'il regrette amèrement, aujourd'hui, d'avoir cédé, en l'écrivant, à de peu honorables suggestions.

VIII. — M. T.... s'écrie emphatiquement : « *Le* « *temps des autocraties — scientifiques ou autres —* « *est bien passé.* »

M. T... se trompe. L'autocratie de la science, de la véritable science, ne passera pas, et elle ne laissera point usurper sa place et son autorité par une oligarchie de médiocrités aussi envieuses qu'impuissantes.

Plessis-Lalande, 19 septembre 1868.

Louis Fleury.

DU TRAITEMENT HYDROTHÉRAPIQUE DE LA DYSENTERIE CHRONIQUE.

La dysenterie — sauf quelques rares épidémies — est une maladie relativement peu commune dans notre climat ; on ne l'observe guère dans les hôpitaux de Paris sous sa forme aiguë, et encore moins sous sa forme chronique ; il est utile, par conséquent, de publier les observations que chacun de nous rencontre dans sa pratique, surtout celles qui témoignent en faveur d'un traitement qui s'est montré efficace contre une affection qui, trop souvent, résiste à toutes les ressources de la thérapeutique.

A ce point de vue, l'observation qu'on va lire doit être rapprochée de celle que nous avons insérée à la page 751 du *Traité d'hydrothérapie ;* et, puisque l'occasion se présente de rappeler celle-ci, nous en profiterons pour dire que M. de C..., qui est devenu et qui est resté l'un de nos meilleurs amis, n'a pas cessé, depuis 1859, de jouir de la santé la plus florissante.

Le nom de DYSENTERIE soulèvera peut-être quelques objections ; mais, à ceux de nos lecteurs qui ne voudraient voir ici qu'une *diarrhée chronique*, nous ferons volontiers cette concession de mots ; non que nous manquions d'arguments en faveur de notre opinion, mais parce que la longueur d'une semblable discussion ne serait pas compensée par son intérêt pratique.

OBS. VI. — Madame T..., femme de l'un de nos confrères de Paris, est âgée de 32 ans ; elle est née à la Martinique, a été réglée à 13 ans, et s'est mariée à 19 ans.

La menstruation a toujours été régulière, mais très-abondante et d'une durée de sept à huit jours avant le mariage ; elle n'a point dépassé deux à trois jours depuis la première grossesse.

Très-grêle et très-mince jusque vers l'âge de 25 ans, madame T... n'a eu — du moins en consultant ses souvenirs — ni la rougeole, ni la scarlatine, ni la coqueluche, ni aucune des maladies propres à l'enfance ; plus tard, elle est restée indemne de la chlorose, de l'hystérie, de la fièvre typhoïde, de toute maladie grave.

Cependant, vers l'âge de 18 ans, et alors que régnait à la Martinique une épidémie de fièvres intermittentes, elle eut des accès fébriles intenses, revenant irrégulièrement tous les deux ou trois jours, et ayant une durée de 4 à 5 heures. Malgré l'administration prolongée du sulfate de quinine à hautes doses, ces accès persistèrent pendant 18 mois, sauf quelques rémissions qui jamais ne dépassèrent une semaine. La maladie disparut spontanément au bout d'une année et demie, et depuis madame T... ne s'en est jamais ressentie.

Madame T... a eu quatre enfants. L'un est mort, à l'âge de 8 ans, d'une variole contractée pendant le règne d'une grave épidémie variolique ; un second est mort à l'âge de 8 mois, de diarrhée, de vomissements et de convulsions survenus dans le cours d'une dentition difficile. Deux petites filles, âgées l'une de 10 ans et l'autre de 8, vivent et se portent fort bien.

Sans être robuste, madame T... a donc joui, jusqu'au début de son affection actuelle, c'est-à-dire jusqu'au 10 janvier 1866, d'une santé qui n'a été interrompue que par de légères et passagères indispositions ; mais parmi ces indispositions il en est une qui mérite une attention toute particulière. « Depuis mon enfance, dit « madame T...., j'ai toujours eu le canal intestinal « très-sensible, et il a constamment suffi d'une brusque « variation atmosphérique, d'un temps froid et humide, « pour déterminer chez moi une diarrhée d'une durée « de trois à quatre jours. Les émotions, les contrariétés « les plus légères, rendues très-fréquentes par mon

« extrême impressionabilité nerveuse, provoquent le « même résultat. »

C'est dans les conditions de santé que nous venons d'indiquer brièvement, que madame T... vécut à la Martinique jusqu'en 1864. A cette époque, elle se rendit à Haïti, où. pendant deux années, ces conditions n'éprouvèrent aucune modification.

Début de la maladie actuelle. — Le 10 janvier 1866, le choléra régnait avec violence à Haïti ; pendant la nuit, madame T... est réveillée en sursaut par des cris plaintifs partant d'une chambre voisine ; elle se figure que ses enfants sont atteints par l'épidémie, elle se jette hors de son lit, ne prend point le temps de se vêtir, et se précipite dans la chambre de ses enfants, où elle constate que les cris sont poussés par sa femme de chambre qu'oppresse un pénible cauchemar.

Madame T... avait éprouvé une violente émotion, et elle avait eu froid ; elle rentre toute tremblante dans sa chambre, et se recouche, mais immédiatement elle ressent de violentes coliques, et elle est prise de diarrhée et de vomissements. L'on administre *des pilules de Paterson* et *du sous-nitrate de bismuth.*

Les vomissements s'arrêtent au bout de 24 heures, *mais la diarrhée persiste, et depuis ce moment, c'est-à-dire depuis plus de deux années, elle n'a jamais cessé.*

La malade a, pendant la journée, 2 ou 3 selles accompagnées de violentes coliques ; il est rare que des évacuations aient lieu pendant la nuit, et alors c'est constamment sous l'influence d'une frayeur, d'un rêve ayant le choléra pour objectif.

Au début, les selles consistèrent en matières glaireuses sanguinolentes, puis en matières blanchâtres ou grisâtres. Au bout de quelque temps, les coliques, les douleurs qui précédaient, accompagnaient et suivaient les évacuations, diminuèrent graduellement et finirent par disparaître, sans modification aucune dans la fréquence et la nature des selles. Les saisons, les agents atmosphériques n'exerçaient sur les désordres intestinaux aucune influence appréciable. Bientôt survinrent de la faiblesse, de la courbature générale, des accès fébriles irréguliers se manifestant vers le soir, de l'amaigrissement.

En 1867, madame T... quitte Haïti et s'embarque pour la France. La traversée est très-pénible ; un mal de mer continu provoque des vomissements et augmente singulièrement la diarrhée, l'amaigrissement et la prostration. La face s'altère profondément, la peau devient sèche et brunâtre. — La malade garde le lit pendant dix-huit jours.

A son arrivée à Paris, l'on prescrit une diète lactée sévère, et tout d'abord les selles diminuèrent de fréquence et de quantité, mais cette légère amélioration ne fut que de courte durée ; au bout de deux mois, la malade éprouva pour le laitage une répugnance telle, que l'on abandonna un moyen dont on n'espérait plus, d'ailleurs, aucun succès.

Au lait l'on substitue la viande crue ; mais la malade ne peut la digérer ; au troisième jour, la malade est prise d'une indigestion fort pénible et elle se refuse à continuer le traitement.

Au mois d'octobre, madame T... se rend à Plombières et y reste vingt-six jours. Un bain tous les matins et des douches sur les reins restent inefficaces ; l'on administre alors des lavements d'amidon additionnés de laudanum et enfin des lavements au nitrate d'argent. Ce traitement n'a d'autre effet que de rendre les selles un peu moins fréquentes et liquides.

Revenue à Paris, madame T... prend pour unique nourriture de la gelée de viande crue.

Au mois de janvier 1868, en l'absence de toute cause appréciable, la maladie présente une subite et inquiétante aggravation. Les selles deviennent plus fréquentes (6 à 10 dans les 24 heures) et tout à fait liquides ; l'amaigrissement et la prostration font de rapides progrès ; il se déclare un mouvement fébrile modéré, mais continu. Au bout de quatre à cinq jours, les pieds commencent à se tuméfier et bientôt l'œdème gagne progressivement les jambes, les cuisses et les lombes. Vers la fin de janvier, les mains et la face sont infiltrées, et le mari de la malade pratique des scarifications sur la face dorsale des deux pieds. Malgré le soulagement produit par l'évacuation d'une abondante quantité de sérosité, M. T... constate que la situation devient de plus en plus grave, et il m'appelle en consultation.

État actuel. — Mis en présence de la malade, ma première impression fut qu'il s'agissait ici d'une lésion organique grave parvenue à sa période ultime, que la mort *était imminente*, et que l'on ne pouvait songer ni à transporter la malade à Plessis-Lalande, ni à la soumettre à un traitement hydrothérapique quelconque.

Qu'on en juge. La maigreur est squelettique; la peau, collée littéralement sur les os, est brune à ce point que je prends madame T... pour une mulâtresse; tout le tégument externe est sec, aride, parcheminé, fendillé; au milieu de la face, profondément altérée, on aperçoit deux grands yeux noirs enfoncés dans les orbites et entourés d'un large cercle noirâtre; le ventre, distendu par un épanchement ascitique, proémine sur ce corps décharné; les cuisses et les jambes sont réduites à leurs parties osseuses; les pieds sont, au contraire, fortement œdématiés et présentent sur leurs faces dorsales des plaies à bords renversés et blafards; ces plaies sont le résultat des scarifications qui ont été pratiquées. Les paupières sont également infiltrées; la vue est très-affaiblie et la malade ne peut lire au delà de quelques minutes sans que la vision ne se trouble; les caractères sont alors comme voilés par un nuage. La langue est rouge et comme dépouillée; quelques plaques d'aphthes, de muguet se montrent sur les gencives; la malade ne mange que quelques cuillerées de gelée de viande crue (toute autre alimentation provoquant des douleurs abdominales et de la lienterie), et malgré ce régime, les selles sont nombreuses, diurnes et nocturnes (6, 8, 10 dans les 24 heures). Le pouls est filiforme; la menstruation est supprimée depuis trois mois. La respiration est fréquente et laborieuse. La faiblesse est si grande, que c'est à peine si, avec l'aide de son mari, la malade peut abandonner son lit et se tenir debout pendant quelques secondes. La moindre émotion, le plus léger mouvement provoquent de violentes palpitations.

M. T... devine que je suis peu disposé à me charger de sa femme, et il me supplie de combattre mes premières impressions, m'assurant que je ne trouverai aucune lésion de nature à rendre la guérison impossible pour l'hydrothérapie scientifique. « Voyez, examinez, « me dit notre confrère, et ne nous enlevez pas notre « dernier espoir, notre ultime ressource; je sais que si « vous refusez d'intervenir, ma femme est perdue ; mais « j'ai aussi l'intime conviction que si vous consentez à « vous en charger, vous me la rendrez guérie. »

Mon examen fut complet et attentif, je n'ai pas besoin de le dire. Il ne me donna que des résultats négatifs. Je ne pus découvrir aucune lésion appréciable dans le cœur, le péricarde, les poumons, les plèvres, le foie, la rate, l'estomac; il n'existe de tumeur en aucun point du corps; les urines, rares et peu abondantes, ne contiennent ni albumine ni glycose. — Rien.

« Soit, dis-je alors à mon confrère, nous allons « essayer ; mais il est absolument impossible de trans- « porter votre femme à Plessis-Lalande, et nous allons « commencer par des *frictions en drap mouillé* que « vous pratiquerez deux fois par jour. » — Et je quittai M. T... avec la conviction que la vie de la pauvre femme ne se prolongerait pas au dela de quelques jours.

Le 4 février, une voiture s'arrête devant le pérystile du château de Plessis-Lalande, et l'on en extrait à grand peine une espèce de cadavre vivant, dont l'aspect frappe d'épouvante tous les malades de l'établissement. C'était madame T... que, par un effort désespéré, m'amenait son mari.

Les frictions bi-quotidiennes en drap mouillé avaient rendu à la malade un peu de force; elles furent continuées, et je leur associai successivement, dans l'espace de trois semaines, le *sous-nitrate de bismuth*, qu'il fallut abandonner au bout de quelques jours, l'estomac se refusant à le digérer; un *sirop composé de ratanhia, de quinquina et de diacode*; des *lavements au guaco;*

des *compresses mouillées excitantes* placées à demeure sur le ventre ; du *diascordium*, etc.

Tous ces agents commencèrent par diminuer, pendant quelques jours, la fréquence des selles, mais bientôt ils provoquèrent des coliques, des douleurs, de la réaction fébrile, et je fus obligé d'en suspendre l'emploi. Vers la fin de février, la malade fut portée dans la salle de douches pour y recevoir des douches générales en éventail d'une durée de 4 à 5 secondes. La réaction s'opéra convenablement, mais aucune amélioration appréciable ne s'était manifestée lorsque, le 9 mars, en l'absence de toute cause appréciable, la malade ressentit tout à coup des douleurs très-vives dans les muscles du cou, dans les épaules et dans les bras; tout mouvement de la tête et des membres supérieurs est absolument impossible ; le pouls est à 100-110, et cependant il n'existe ni gonflement ni rougeur articulaires, ni aucun des signes qui indiquent un rhumatisme aigu ; la diarrhée redouble, les forces déclinent rapidement, et la malade me paraît être plus rapprochée que jamais d'une terminaison funeste.

M. T..., — je dois l'avouer à sa gloire et à ma honte, — conserva une espérance, une foi qu'il ne parvint pas à me faire partager ; il ne veut abandonner ni la place ni la partie, et il se refuse à invoquer tout autre secours que celui de l'hydrothérapie.

Nous en revenons aux *frictions en drap mouillé* que l'on a beaucoup de difficultés à pratiquer trois fois par jour, en raison des douleurs que provoque tout mouvement imprimé au corps de la malade.

Le 20 *mars*, les douleurs ont disparu, la malade demande avec instance à reprendre des douches, et celles-ci sont recommencées le lendemain, et deviennent graduellement plus longues (30 à 40 secondes) et plus énergiques.

20 *avril*. — Une notable amélioration a été obtenue. Les selles sont réduites à 3 ou 4 dans les 24 heures ; les forces renaissent en même temps que l'appétit ; madame T... mange avec plaisir et digère fort bien des viandes gril-

lées et saignantes; la peau blanchit; le teint se colore; l'épanchement ascitique et l'œdème des pieds diminuent, les urines étant claires et plus abondantes; les plaies ont un meilleur caractère; le sommeil est bon; il n'est plus entrecoupé, troublé par des cauchemars, des frayeurs, des rêves pénibles. (*Douches générales en pluie et en éventail d'une minute de durée.*)

20 *mai.* — Madame T... n'a plus qu'une ou deux garde-robes par jour; assise à la table commune, elle mange avec appétit et digère fort bien les mets qui composent le régime de l'établissement; chaque jour elle se promène pendant plusieurs heures dans le parc; la respiration est normale; la malade n'a plus de palpitations; l'épanchement ascitique et l'œdème ont disparu; les plaies des pieds tendent à se cicatriser.

La menstruation, supprimée depuis six mois, a reparu à son époque habituelle et a duré trois jours.

20 *juin.* — Les plaies sont cicatrisées, les règles sont revenues régulièrement et ont duré quatre jours.

4 *juillet.* — Madame T..., qui déjà a fait plusieurs fois le trajet de Paris, quitte Plessis-Lalande dans un état de santé florissant. Les fonctions digestives ne laissent rien à désirer; *le poids du corps a augmenté de* 8 *kilog.*; la peau est blanche, le teint coloré; le pouls excellent; madame T... a repris une force, une activité et une gaieté qu'elle ne connaissait plus depuis deux années et demie.

Plessis-Lalande n'a plus rien à envier à Bellevue et à Schwalheim; lui aussi, il a sa *ressuscitée!*

Pour apprécier la valeur scientifique d'une semblable guérison, il faut avoir *vu*, et, même après avoir vu, l'on doute encore!

Pourquoi tous les médecins du monde ne peuvent-ils pas être témoins d'un pareil fait! Ils comprendraient, d'un seul coup, le rôle immense de la physiologie pathologique et de la physiologie curative ; ils comprendraient l'efficacité SPÉCIFIQUE de l'hydrothérapie scientifique et de la THÉRAPEUTIQUE FONCTIONNELLE, qu'elle a inaugurée et fondée.

C'est en agissant sur le système nerveux périphérique et — par action réflexe — sur les systèmes nerveux profonds, sur les nerfs vaso-moteurs, sur la circulation capillaire et l'innervation générales, sur les phénomènes de la combustion, de l'assimilation, de la nutrition, de la calorification, de l'absorption, des excrétions, sur toutes les fonctions organiques ; c'est par une *action multiple* qui n'appartient qu'à elle — à elle seule — et qui est tout à la fois *reconstitutive*, *révulsive* et *résolutive* ; c'est par une influence exclusivement physiologique, fonctionnelle, que l'hydrothérapie ramène de trépas à vie une malade que déjà l'on pouvait considérer comme un cadavre !

En vérité, je vous le dis, mes chers confrères, sectateurs obstinés de la médecine organique, anatomique, anatomo-pathologique, et de la thérapeutique médicamenteuse ; en vérité, je vous le dis, vous chargez votre conscience d'un lourd fardeau, en fermant vos yeux à la lumière que depuis vingt ans je fais briller à vos regards.

DE LA CONGESTION HÉPATIQUE DANS L'IMPALUDISME, ET DU TRAITEMENT DE LA MALADIE PALUDIQUE PAR L'HYDROTHÉRAPIE FORMULÉE.

En 1836, dans son *Traité des fièvres, ou irritations cérébro-spinales intermittentes*, Maillot établissait que sur 23 autopsies, il avait trouvé le foie congestionné 3 fois.

En 1842, dans un ouvrage qui certes représentait aussi exactement et aussi complétement que possible l'état de la science à l'époque de sa publication, Monneret ne mentionnait même pas le foie, dans le paragraphe consacré à l'anatomie pathologique de la fièvre intermittente (1).

En parlant des hydropisies qui se montrent chez les impaludés, Monneret disait « Les épanchements « de sérosité, dans le tissu cellulaire et dans les « diverses cavités splanchniques, l'abdomen spé« cialement, ont été constatés par tous les obser« vateurs anciens et modernes, et cependant on « n'en connaît pas encore la cause dans le plus « grand nombre des cas ; on peut même dire que « l'obscurité la plus complète règne sur ce point... « L'exploration des lésions viscérales et de celles « des reins et *du foie* en particulier, *pourrait* seule « dissiper les ténèbres qui couvrent cette partie de « l'histoire des fièvres. L'hydropisie ascite, qui se « forme au moment où la fièvre dure encore, a été « rapportée par M. Maillot à un travail irritatif, à « une congestion dont le péritoine devient le siége.

(1) *Compendium de médecine pratique*, t. V, p. 273.

« Une autre cause d'ascite, pour le même auteur, « est *l'engorgement des viscères abdominaux*, sur « la nature duquel il ne donne aucune espèce « d'explication. »

En décrivant les *effets de l'intoxication lente des marais*, mon regretté collaborateur s'exprimait de la manière suivante : « Les fièvres intermittentes, « lorsqu'elles se sont souvent renouvelées, laissent « après elles un état valétudinaire qui tient toujours « à la maladie de la rate, à une lésion *du foie ou de* « *quelque autre viscère.* » (Page 258).

On lit dans le paragraphe qui traite de la *fièvre intermittente bilieuse*, « fréquente en Italie et en Afrique : »

« Les médecins qui ont observé en Afrique ont « été trop souvent dominés par l'idée que l'intestin « était le siége d'une phlegmasie. Il est évident que « *si* les phénomènes bilieux tiennent à une *hypé-* « *rémie du foie* ou à une *irritation de ce viscère*, « il faut renoncer à l'emploi des vomitifs, pratiquer « une saignée générale, ou même encore recourir « à l'application d'un grand nombre de sangsues « sur l'hypochondre droit et le creux épigastrique. « La percussion et les phénomènes accusés par le « malade feront reconnaître *cette congestion du* « *foie, qui donne précisément lieu aux phénomènes* « *que l'on a désignés sous le nom d'état bilieux.* » (Page 318.)

Nous ne voulons ni relever ce que ces lignes renferment de contradictoire, ni discuter cette singulière thérapeutique ; nous voulons seulement montrer où en était, à cette époque, la question de l'hypérémie hépatique envisagée dans ses rapports avec la maladie paludique.

En parlant des *fièvres pernicieuses*, Monneret écrivait :

« Le foie est, après la rate, l'organe qui est le « plus souvent altéré, son tissu est gorgé de sang, « quelquefois plus mou, et son volume augmenté. » (Page 328.)

Enfin, sans que rien justifie une proposition dont on ne trouve nulle part les éléments dans les pages qui la précèdent, Monneret disait, en parlant du *traitement de la fièvre intermittente simple :*

« Ce que nous venons de dire sur l'emploi du sel « de quinine s'applique rigoureusement au traite- « ment de *l'hypérémie du foie*, lésion qui est, après « l'hypérémie splénique, la plus commune de toutes « celles que l'on rencontre dans le cours ou à la « suite des *fièvres intermittentes endémiques*. Elle « doit être combattue par le sulfate de quinine ; « on se trouve bien d'y associer la saignée générale « et les applications plus ou moins répétées de « ventouses scarifiées et de sangsues dans l'hypo- « chondre droit. » (Page 320.)

Or le sulfate de quinine est d'effet nul sur la congestion hépatique, et celle-ci se rencontre surtout chez les fébricitants plongés dans un profond état d'anémie et de cachexie. Il en résulte que ce traitement augmente singulièrement l'altération du sang, ajoute la cachexie quinique à la cachexie paludique, et pousse rapidement le malade vers une terminaison funeste.

Tel est l'empire qu'exercent sur les esprits les plus éminents les doctrines régnantes à un moment donné, que Monneret n'hésite pas à déclarer que le sulfate de quinine est le meilleur remède que l'on puisse opposer aux hydropisies d'origine paludique.

Monneret n'accorde que peu d'attention aux faits produits par Maillot : il considère la *maladie* hépatique comme appartenant spécialement à la pathologie africaine, aux fièvres pernicieuses, ou plutôt encore comme une complication, une maladie intercurrente, ou même comme une maladie primitive qui détermine la fièvre chez les sujets prédisposés par le climat et l'habitation des marais à contracter la fièvre intermittente et qui, chez les fébricitants convalescents, ramène à chaque instant des paroxysmes fébriles. « Le seul moyen, dit-il, d'empêcher la fièvre d'accès de reparaître, c'est de guérir la *maladie viscérale.* » (Page. 291.)

Dans cette même année 1842, Haspel assurait que le *foie est très-fréquemment le siége de congestions sanguines pendant les accès de fièvre intermittente,* « ce qui explique, dit-il, les fréquents vomisse-« ments bilieux et les troubles fonctionnels qu'il « présente alors. La percussion, d'ailleurs, fait « reconnaître qu'il est susceptible d'augmentation « de volume par l'abord d'une plus grande quan-« tité de sang, *à mesure que se répètent les accès.* « Il a été trouvé hypertrophié et très-consistant, « ou, au contraire, friable et sans consistance ; *il « offrait, dans quelques cas, des phlegmasies par-« tielles, des abcès* (1). »

Il en fut, pour les recherches de Haspel, comme pour celles de Maillot : on n'en tint pas compte.

En 1844, dans son *Traité élémentaire et pratique de pathologie interne*, Grisolle ne fait aucune men-

(1) *Des maladies de l'Algérie.* Paris, 1842, t. II, p. 230.

tion du foie dans l'histoire de la fièvre intermittente.

En 1845, le même silence est gardé par Valleix, dans son *Guide du médecin praticien.*

Dans la même année 1845, Piorry, qui consacrait presqu'un volume tout entier à l'histoire des fièvres intermittentes, s'exprimait de la manière suivante, en ce qui concerne le foie :

« Si nous faisons le relevé des dimensions du « foie dans nos 161 cas, si nous y ajoutons les faits « beaucoup plus nombreux que nous avons vus « ou notés, nous trouvons que cet organe n'y était « PRESQUE JAMAIS *altéré dans sa forme et dans son* « *volume.* Il présentait, *à peu près*, 13 ou 14 centi- « mètres au niveau du mamelon, 15 à 16 au-des- « sous de l'aisselle, 5 à 6 à l'épigastre, et *très-* « *souvent il s'étendait à peine* à gauche. »

Presque jamais, — *à peu près*, — *à peine !* Tel est le langage que tient le créateur de l'organo-pathologisme et du diagnostic plessimétrique et millimétrique ! — Mais continuons :

« Qu'on ne dise pas qu'il s'agissait seulement, « dans nos observations, de gens ayant contracté « leurs fièvres en France, et qu'il en eût été autre- « ment en Afrique et dans d'autres pays ; car un « grand nombre de nos malades venaient de con- « trées où existent les fièvres les plus graves. Ils « les avaient conservées, et cependant la plessimé- « trie prouvait que *la forme et le volume du foie* « n'étaient pas altérés. A peine s'est il trouvé trois « ou quatre exceptions à *cette règle générale*, et « elles se sont rapportées à des gens qui non-seu- « lement avaient éprouvé des fièvres d'accès, mais « encore qui avaient été atteints d'entérite, de dy-

« sentéries très-graves, en même temps que d'ac-
« cidents fébriles intermittents. *L'affection du foie*
« *paraît n'avoir été qu'une coïncidence, et proba-*
« *blement le resultat de la maladie du tube digestif.*
« Nous ne doutons pas qu'il en arrive ainsi pour
« nos soldats de l'armée d'Afrique et pour les ha-
« bitants des pays chauds (1). »

Ici, Piorry conteste les assertions de Maillot, de Haspel, des médecins de notre armée d'Afrique, ou, tout au moins, il les interprète d'une manière différente.

Toujours dominé par l'idée de la splénopathie, considérée comme constituant, à elle seule, la maladie paludique tout entière, Piorry ne veut même pas que le foie intervienne dans la *fièvre intermittente pernicieuse hépatique ou ictérique.*

« Ce n'est pas sur des signes physiques, dit-il,
« que l'on s'est fondé pour admettre ici que le foie
« était malade, mais seulement sur l'écoulement
« de liquides séreux ou sanguinolents, et sur les
« symptômes variés qui en étaient les coïncidences
« ou les suites. *Rien ne justifie* donc la dénomina-
« tion d'hépatiques donnée à ces fièvres. » (*Loc. cit.*, page 67.)

En 1846, Bouillaud ne fait aucune mention du foie, dans l'article de son livre qui traite des fièvres intermittentes (2).

Le 2 février 1848, je faisais connaître à l'Académie des sciences mes premières applications des

(1) *Traité de médecine pratique et de pathologie iatrique ou médicale*, t. VI, pp. 105-106.

(2) *Traité de nosographie médicale*, t. III, pp. 439 et suiv.

douches froides au traitement de la maladie palu-dique, applications faites à Bellevue. pendant l'été et l'automne de 1847, à l'occasion d'une épidémie de fièvre intermittente développée dans la commune de Meudon, et au mois de mars je publiais, dans les *Archives générales de médecine*, un *mémoire* (1), dans lequel je démontrais que l'hydrothérapie méthodique remplit les trois indications thérapeutiques que présente la maladie paludique :

1° Faire disparaître les accès fébriles ;

2° Ramener les organes hypérémiés à leur volume physiologique ;

3° Combattre l'anémie, la cachexie, en reconstituant le sang.

La première indication, disais-je, est remplie par les *douches antipériodiques* FORMULÉES, et j'établissais la LOI, suivant laquelle disparaissent les *accès fébriles périodiques.*

La deuxième indication est remplie par les *douches résolutives locales* (*spléniques*, *hépatiques*, etc.), et j'établissais la LOI, suivant laquelle, sous leur influence, s'opère la résolution des hypérémies viscérales.

La troisième indication est remplie par les *douches générales reconstitutives.*

Et l'emploi combiné de ces trois sortes de douches constitue le *traitement hydrothérapique méthodique* de la maladie paludéenne.

Parmi les observations produites par moi, plusieurs indiquaient une hypérémie hépatique plus ou moins considérable.

(1) *Des douches froides appliquées au traitement de la fièvre intermittente*, 1848, t. XVI, p. 289.

Dans la même année 1848, Collin démontrait par des observations péremptoires que, dans les *fièvres pernicieuses africaines*, les altérations du foie, et surtout l'hypertrophie de cet organe, sont presque aussi fréquentes que celles de la rate.

Il affirme qu'il a rencontré l'hypertrophie hépatique 88 fois sur 100.

Dans la cachexie paludéenne, l'hypertrophie du foie est également très-fréquente, puisqu'elle a été constatée 70 fois sur 100 (1).

Ces recherches, paraît-il, restèrent inconnues des nosographes les plus consciencieux et les plus érudits, car, en 1851, dans la deuxième édition de son ouvrage, Valleix n'en dit rien. Il cite mon mémoire de 1848 sur l'application des douches froides au traitement de la fièvre intermittente, mais le foie ne figure pas dans l'histoire de la maladie paludique.

Du 1847 à 1855, je rencontrai un grand nombre de congestions hépatiques, *soit chez des malades atteints de fièvre intermittente*, soit chez des gastralgiques, des dyspeptiques, des anémiques, des cachectiques, etc. ; je vis, chez plusieurs sujets, la congestion du foie constituer, à elle seule, toute la maladie ; *et je vis, enfin, le traitement hydrothérapique diminuer notablement les dimensions de foies que j'avais considérés comme sains.*

Tous ces faits me démontrèrent que le rôle pathologique de la congestion du foie était bien loin d'être suffisamment connu, convenablement ap-

(1) Collin. *Recherches sur les affections de la rate dans les fièvres paludéennes*, in *Recueil des mémoires de médecine militaire*, 1848, t. IV.

précié, et je résolus d'étudier, sous toutes ses faces, cette importante question.

Le point de départ était évidemment celui-ci :

Quelles sont les dimensions, la situation et les limites physiologiques du foie ?

Je pensai, tout d'abord, qu'il me suffirait d'ouvrir un traité d'anatomie descriptive pour être exactement renseigné à cet égard. Or, voici ce que me répondit Cruveilhier :

« Je me suis *assuré* que le rapport entre les foies « de divers individus est de 1 à 3, *en l'absence de* « *toute lésion morbide* (1). »

Une pareille assertion me parut inacceptable *a priori*, et je me l'expliquai en pensant que Cruveilhier n'avait mesuré le foie que sur des cadavres, et que, pour lui, une simple hypérémie, une simple augmentation de volume, sans *altération de tissu*, n'était point une *lésion morbide.*

Il faut, me dis-je alors, m'adresser au grand percuteur, au grand mesureur, et celui-ci, à l'aide de son crayon dermographique, va me tracer une figure d'une précision mathématique. Quelle ne fut pas ma déception lorsque Piorry m'apprit :

« *Qu'il est à peu près impossible d'établir les dimensions normales du foie* (2). »

Les évaluations de Monneret et de Conradi, que j'ai rapportées et discutées ailleurs (3), ne me donnèrent pas une complète satisfaction, et je me décidai à reprendre le problème *ab ovo.*

(1) *Anatomie descriptive*, 3e édition, 1852, t. III, p. 385.

(2) *Traité de médecine pratique*, t. IV, p. 444.

(3) Clinique hydrothérapique de Bellevue : *Congestion sanguine chronique du foie, etc.* Paris, 1855, pp. 10-13. — *Traité thérapeutique et clinique d'hydrothérapie.* Paris, 1866, pp. 779 et suiv.

En 1854, je publiai, dans le *Moniteur des hôpitaux*, sur la *Congestion chronique du foie*, des travaux qui, en 1855, furent réunis dans le deuxième fascicule de la *Clinique hydrothérapique de Bellevue*. J'y établissais, par l'examen plessimétrique de 225 hommes adultes, sains et à jeûn :

1° Que les *dimensions absolues* du foie ne peuvent, en aucune facon, faire reconnaître, d'une manière précise, si l'organe a conservé ou perdu son volume physiologique, attendu que celui-ci, *qui est en rapport direct avec le développement de la cage thoracique,* varie, suivant la taille des sujets, leur conformation, leur constitution, etc.

2° Qu'à l'état sain, physiologique, chez l'homme adulte, la limite supérieure du foie est donnée par une ligne placée à 3 ou 4 centimètres au-dessous du mamelon, et que la limite inférieure est exactement circonscrite par le rebord costal.

J'ai la satisfaction de pouvoir ajouter que ce déterminisme des dimensions, de la situation et des limites physiologiques du foie a été universellement accepté, et qu'aujourd'hui il sert de base à toutes les recherches cliniques concernant l'hépatologie.

En 1855, dans la sixième édition de son livre, Grisolle passait sous silence mes travaux parus, en 1854, dans le *Moniteur des hôpitaux*, et n'introduisait pas la congestion hépatique dans son histoire de la fièvre intermittente.

En 1844, s'occupant des maladies du foie, Grisolle avait dit que « l'opinion de M. Andral, lequel est *porté à croire* qu'il existe une congestion hépatique chronique, est *assez fondée,* et qu'elle *semble* confirmée par un fait curieux rapporté par Monneret à la page 537 du tome IV du *Compendium.* »

Or, dès 1827, Andral *affirmait,* de la manière la plus positive, l'existence de la congestion hépatique passive, asthénique, chronique, et le fait rapporté par Monneret est un exemple d'hépatite de cause externe.

En 1855, après avoir répété que l'opinion assez fondée de M. Andral semble confirmée par un fait curieux rapporté par Monneret, Grisolle ajoutait (t. I, p. 171) :

« C'est aussi ce que M. Haspel *paraît* avoir cons-
« taté souvent. »

Mais, qu'a donc constaté M. Haspel ? La congesgestion hépatique qui accompagne les fièvres intermittentes pernicieuses et la cachexie paludéenne ? Mais Grisolle n'en parle pas là où il aurait dû en parler, et, ici, ce n'est point d'elle qu'il s'agit, et ce n'est point sur elle que porte l'allusion.

Haspel a décrit une *hypérémie hépatique hypostatique* (1), mais elle n'a aucun rapport avec la *congestion hépatique chronique*, décrite par Andral et par moi.

En 1857, Nonat a publié un excellent article sur *les fièvres intermittentes et les médications fébrifuges* (2) ; il y traite d'une manière très-complète et très-pratique toutes les questions de pathologie et de thérapeutique qui se rattachent au rôle que joue la rate dans l'impaludisme, *mais il n'y est pas fait mention du foie.*

En 1858, dans un livre spécialement consacré au

(1) *Maladies de l'Algérie*, t. I, pp. 108-115.
(2) *L'Union médicale*, n° du 10 septembre.

traitement hydrothérapique des fièvres intermittentes (1), j'insérai un grand nombre d'observations d'impaludisme *accompagné de congestion hépatique*, et je m'efforçai de démontrer que dans l'histoire pathologique et thérapeutique de cette intoxication *le rôle du foie est au moins égal à celui de la rate*.

« Lorsque la rate *ou le foie, ou ces deux organes* « *simultanément*, présentent une augmentation de « volume plus ou moins considérable, la fièvre « est parfois *définitivement* coupée avant que *les* « *viscères* aient été ramenés à leurs limites physio- « logiques; mais, souvent, les *accès périodiques* « étant définitivement coupés, des *accès irréguliers* « se montrent, à des intervalles plus ou moins « éloignés, jusqu'à ce que *les viscères* aient repris « leur volume normal. » (Page 34.)

« Le volume *des viscères abdominaux* (la rate et « le foie) exerce une action remarquable sur l'ac- « tion antipyprétique des douches froides. Le nom- « bre des douches nécessaires pour couper la fièvre « est en raison directe du volume de ces organes. » (Page 63.)

« On voit des malades porter, pendant plusieurs « années, des engorgements de la rate *et du foie* « et en subir toutes les conséquences directes, sans « jamais être repris de fièvre. On observe alors la « dyspepsie, l'anémie, la cachexie, l'hydropi- « sie, etc., mais d'accès fébriles, point. Dans d'au- « tres cas, plus nombreux, on observe des mani-

(1) *Du traitement hydrothérapique des fièvres intermittentes de tous les types et de tous les pays, récentes ou anciennes et rebelles.* Paris, 1858.

« festations fébriles irrégulières, et *l'irrégularité* « porte sur plusieurs points. » (Page 144.)

« M. Nonat a parfaitement raison de dire que « *l'intumescence splénique est un signe de plus* « *haute valeur que les accès de fièvre;* — que, *les* « *accès fébriles disparaissant, la maladie n'est pas* « *guérie si la rate reste engorgée*; — que *l'action* « *sur l'engorgement splénique est le signe caracté-* « *ristique auquel se reconnaît un bon médicament* « *fébrifuge.*

« Mais il a tort de ne pas ajouter que *toutes ces* « *propositions s'appliquent non moins rigoureuse-* « *ment au* FOIE *qu'à la* RATE, et puisqu'il parle de la « salicine, du petit houx et du cynisin, il a grand « tort de ne pas même faire mention de l'hydro- « thérapie. » (Pages 182-183.)

De 1858 à 1861, j'ai publié dans le journal *Le Progrès :*

1° Un travail sur la *Congestion chronique du foie* (1).

2° De nombreuses observations de *fièvres intermittentes avec congestion hépatique* (2), et je disais :

« La *forme aiguë* de l'intoxication paludéenne « est caractérisée par des accès fébriles périodi- « ques, et, le plus souvent, par une congestion plus « ou moins intense de la rate.

« La *forme chronique* est caractérisée par des « accès fébriles intermittents irréguliers, atypi- « ques, et presque constamment par une conges-

(1) *Études historiques sur la congestion chronique du foie* in *Le Progrès*, t. I, p. 6.

(2) *Des récidives dans les fièvres intermittentes* in *Le Progrès*, t. II, p. 1. — *Ibid.*, pp. 345; 373. — T. III, p. 232. — *De l'intoxication paludéenne et de son traitement*, t. IV, p. 237. — T. V, p. 157.

« tion considérable de la rate ; moins fréquemment « par une congestion simultanée de la rate et du « foie ; et plus rarement encore par une congestion « du foie seulement. » (1859, t. IV, p. 337.)

C'est en 1862 que Durand (de Lunel) a fait paraître son *Traité diagnostic et pratique des fièvres intermittentes appuyé sur les travaux des médecins militaires en Algérie*, et en ce qui concerne le foie, il s'exprime de la manière suivante :

« Les faits de *congestion hépatique* observés dans « *les cas pernicieux* n'impliquent sans doute rien « d'absolu pour les cas *de fièvre simple;* mais on « doit *rationnellement en augurer* qu'un appareil « symptomatique moins intense doit s'accompa- « gner sans doute de congestions hépatiques moins « intenses, mais cependant de congestions hépati- « ques ; ce qui est, du reste, très-souvent dévoilé par « les symptômes, la percussion, etc. Quant aux cas « de cachexie paludéenne, ils sont, selon moi, plus « probants encore en faveur de *l'idée* que le foie « est *presque constamment* le siége de quelque con- « gestion dans les fièvres simples, car les cas de « cachexie ne sont ordinairement que les résultats « d'une longue succession d'accès de fièvre sim- « ple. » (Page 43.)

Ne m'est-il pas permis de croire que si Durand avait bien voulu consulter mes écrits, il aurait pu tenir un langage plus précis, plus scientifique et plus correct ?

En 1863-1864, dans l'amphithéâtre de l'hôpital militaire de Bruxelles, j'ai consacré huit conférences à l'étude clinique de l'impaludisme (1), et j'y ai produit des chiffres et des doctrines que nous aurons bientôt à examiner.

En 1866, dans son *Traité élémentaire de pathologie interne*, Monneret se contente de dire que « les hypérémies dont la rate *et le foie* deviennent « le siége, dans l'intoxication paludéenne, sont si « fréquentes, qu'on peut les mettre au rang des « meilleurs signes de la fièvre paludéenne. » (T. III, p. 210.)

En ce qui concerne la thérapeutique, ses opinions se sont modifiées. Il n'est plus question des saignées générales, des ventouses scarifiées et des sangsues; elles sont remplacées par l'eau froide.

« Au nombre des médications les plus sûres et « les plus énergiques des fièvres intermittentes « chroniques et rebelles, dit Monneret, nous pla- « çons l'hydrothérapie dont M. le docteur Fleury a « le mérite d'avoir fait hardiment la première et la « plus utile application au traitement des fièvres. « Nous n'hésitons pas à placer cette médication « presque sur la même ligne que le fébrifuge, à « cause des services nombreux qu'elle rend tous « les jours à ceux qui savent l'appliquer à propos. » (P. 222.)

Il n'est pas moins explicite lorsqu'il s'agit de la congestion hépatique :

(1) Ces conférences ont été publiées, en 1864, par ordre du ministre de la guerre, M. le baron Chazal, dans les *Archives médicales belges*, journal officiel du service de santé de l'armée, et réunies, plus tard, sous ce titre : *Cours clinique d'hydrothérapie donné à l'hôpital militaire de Bruxelles* (1863-1864) : *Conférences sur les fièvres intermittentes et leur traitement*. Bruxelles, 1865.

« De toutes les médications, la plus active et la « plus sûre est l'hydrothérapie; nous n'hésitons « pas à la recommander de préférence à tout autre « traitement. On épargne ainsi au malade bien du « temps et des drogues. En peu de jours, quelque- « fois après deux ou trois semaines, une conges- « tion déjà très-ancienne ne donne plus lieu qu'à « des symptômes légers; l'appétit, les forces re- « viennent; la céphalalgie, la fièvre se dissipent, « *et le foie reprend son volume normal.* »

Nous verrons, tout à l'heure, ce qu'il faut penser de ces propositions; nous dirons ce qu'il faut modifier, ajouter et retrancher.

Guinier, dans son *Essai de pathologie et clinique médicales* (Paris, 1866), consacre un long et bon chapitre à *l'affection effluvienne*, mais le foie n'y figure que dans les lignes suivantes :

« La lésion splénique n'est pas constante; que « de fois, sous notre scalpel investigateur, c'est le « foie ou le mésentère, quelquefois les deux en- « semble, qui se sont montrés malades à l'exclu- « sion de la rate restée petite ou normale. » (*Loc. cit.*, p. 109.)

En 1867, M. le docteur Duboué (de Pau) a publié sur l'*impaludisme* un gros volume, dans lequel on lit les lignes suivantes :

« Le foie est, après la rate, l'organe qui se res- « sent le plus de l'intoxication palustre, celui qui « en décèle le mieux la fâcheuse influence.... *Tout « le monde connaît* l'engorgement du foie consé- « cutif à l'infection palustre, et, pour ma part, j'en « ai vu *quelques exemples*, quoique cet engorge- « ment *soit beaucoup plus rare que celui de la rate*, « et n'ait pas autant fixé mon attention. » (P. 162.)

Mais ce que *tout le monde* ne sait pas, c'est que, pour M. Duboué, l'engorgement splénique est extrêmement rare, puisque sur des centaines, sinon des milliers, de malades, il n'a pas vu plus de *trente cas* où l'hypertrophie splénique fût portée à de très-grandes limites, évidente pour tous, et qu'il n'en a pas vu plus de *cinquante* où elle fût médiocrement prononcée ou *simplement douteuse* (*sic*). M. Duboué ajoute :

« Dans tous les autres cas (je parle de ceux où je « me suis livré à l'examen le plus minutieux, à « tous les *exercices* de percussion (*sic*), et j'ai fait « cette recherche chez *plusieurs centaines de ma-* « *lades, un millier, peut-être*), il m'a été impossible « de constater la plus petite augmentation de vo- « lume de la rate. » (Pages 140 141.)

Mais si l'engorgement hépatique est encore *beaucoup plus rare* que l'engorgement splénique, combien de fois M. Duboué l'a-t il donc rencontré sur son *millier* de malades?

M. Duboué craint qu'en émettant de pareilles assertions, il ne soit accusé de soutenir un *paradoxe!* Non ; c'est tout simplement une *énormité*, contre laquelle proteste l'observation de tous les temps, de tous les lieux et de tous les hommes compétents.

« *Pour notre pays*, du moins, dit M. Duboué, je « regarde comme extrêmement rare l'engorgement « splénique, *qui paraît être ailleurs infiniment plus* « *fréquent.* »

Ce *paraît être* a dû *paraître* un peu bien léger à Piorry. Et quel pays privilégié que celui de M. Duboué, puisque nous tous, médecins de Paris, qui observons des fièvres intermittentes de *tous les pays*, nous constatons que les engorgements de la rate et du foie se développent au nord comme au midi, à l'est comme à l'ouest ; en Asie, en Afrique et en Amérique comme en Europe ; à Paris comme à Pékin. La gloire de Bégin tente évidemment M. Duboué, et il a voulu donner un pendant au célèbre AILLEURS de l'ancien président du conseil de santé des armées de France (1).

M. Duboué se demande si « *l'étonnant paradoxe* » qu'il soutient ne fera point tenir en suspicion son *habileté de percuteur.*

C'est possible ; mais ce qui est certain, c'est qu'il ne témoigne pas en faveur de la sévérité de ses doctrines scientifiques.

M. Duboué aurait dû comprendre que, pour faire accepter par ses confrères la vérité de son « *étonnant paradoxe,* » il fallait accumuler les *preuves*, les *démonstrations !* et le médecin de Pau ne produit ni statistiques détaillées, ni chiffres précis. Rien qu'une assertion, qui est en contradiction formelle avec les faits les mieux établis de la science !

M. Duboué ne nous dit même pas quelles sont les dimensions, les limites physiologiques qu'il assigne à la rate et au foie !

Mais si, adoptant les opinions émises, il y a vingt ans, par Cruveilhier et Piorry, M. Duboué estime encore aujourd'hui que le volume du foie peut, à l'état sain, varier de 1 à 3, et qu'il est impossible de déterminer avec certitude et précision l'étendue

(1) Voy. Fleury. *Du traitement hydrothérapique des fièvres intermittentes de tous les types et de tous les pays, récentes ou anciennes et rebelles.* Paris, 1858, p. 79. — *M. Bégin et le Juif-Errant* in *Le progrès*, t. I, p. 151. — *Une question à M. Bégin, ibid.*, p. 436.

et la position normales de cet organe, nous comprenons fort bien que, *pour lui*, la congestion hépatique soit *beaucoup plus rare* que la *très-rare* congestion splénique !

Les erreurs sont d'autant plus probables que M. Duboué avoue que le foie n'a que médiocrement fixé son attention.

Et le même argument est applicable à la rate. Quel est, pour M. Duboué, le volume physiologique de cet organe?

M. Duboué adjure ses confrères *provinciaux* de se *piquer d'amour propre*, et de s'unir à lui pour offrir *aux messieurs de la* VILLE quelque butin en échange de leurs travaux. Soit, et il y a bien des années déjà que nous sollicitons nos confrères des départements de profiter plus qu'ils ne le font de l'empressement avec lequel tous les journaux de la VILLE sont disposés à publier leurs recherches, mais en cette circonstance nous devons prévenir nos confrères *provinciaux* que le temps de la médecine artistique et fantaisiste est passé, et qu'aujourd'hui un travail n'a de valeur qu'autant qu'il porte le cachet de la médecine scientifique et positiviste.

Pour en finir avec notre confrère provincial de Pau, disons que M. Duboué consacre 42 pages au traitement de la fièvre intermittente, et qu'il n'y mentionne même pas l'hydrothérapie !

A quoi bon ? Dans l'heureuse *province* qu'habite M. Duboué, le sulfate de quinine guérit *toutes* les fièvres intermittentes !

Heureux *pays !* Mais, puisque M. Duboué n'indique pas les limites physiologiques qu'il assigne à la rate et au foie, il aurait dû, tout au moins, nous faire connaître les limites territoriales de ce *pays* favorisé des dieux !

Quoi qu'il en soit, le résumé historique que je viens d'esquisser démontrera, je pense, à M. Duboué :

1° Que *tout le monde* ne connaît pas *l'engorgement du foie consécutif à l'infection palustre;*

2° Que ceux qui en connaissent quelque chose, se sont occupés à peu près exclusivement des fièvres pernicieuses et de l'examen cadavérique;

3° Que le rôle de la congestion hépatique dans l'histoire clinique de l'impaludisme est encore très-diversement apprécié par les auteurs qui en ont dit quelques mots;

4° Qu'il est urgent de fixer enfin la science sur ce point important de pathologie et de thérapeutique.

C'est précisément ce que je vais essayer de faire, en m'appuyant sur 45 observations prises à l'hôpital militaire de Bruxelles, et sur 244 observations recueillies, depuis 1847 jusqu'à ce jour, dans ma pratique hydrothérapique.

Avant d'aborder les chiffres sur lesquels repose ce travail, constatons que, sur nos 289 observations de fièvres intermittentes, il en est suffisamment de *militaires* et d'*africaines* pour mettre à néant les objections Riboulet et Bégin (1) ; constatons aussi, que ces fièvres, contractées *sous le climat de Paris* et AILLEURS, c'est-à-dire dans toutes les parties de la France et de l'Afrique française, en Italie, en Espagne, en Grèce, sur les bords de la mer Cas-

(1) Voy. *Du traitement hydrothérapique des fièvres intermittentes*, etc. Paris, 1858.

pienne, au Mexique, en Cochinchine, au Sénégal, etc., etc., ont été TOUTES guéries par l'*hydrothérapie méthodique*, sauf *trois*, à propos desquelles j'ai dit en 1858 :

« Trois malades que m'a adressés M. Marchal (de « Calvi) ont éprouvé une amélioration notable, « mais n'ont pas été guéris. Atteints tous trois de « fièvre ancienne, rebelle, ayant résisté à toutes « les médications, accompagnée d'anémie, de ca- « chexie, d'intumescence considérable de la rate « *et du foie*, ces trois malades, qui auraient dû « subir un traitement méthodique prolongé, n'ont « pris que *très-irrégulièrement* quelques douches « pendant quinze jours. »

Nous n'avons point cru devoir publier les observations *exactes et complètes* de TOUS nos malades, mais une centaine d'entre elles, les plus remarquables et les plus concluantes, ont été insérées dans es divers documents que nous avons énumérés.

Quant aux trois malades de Marchal, nous nous sommes contenté de les comprendre dans nos statistiques; les observations *exactes mais incomplètes* que nous aurions pu recueillir, n'auraient introduit aucun élément de *positivisme* dans les résultats qui vont être exposés.

La maladie paludique, considérée dans ses caractères principaux, présente trois ordres de phénomènes morbides :

1° Un *état pyrétique*, se traduisant par des accès fébriles périodiques ou irréguliers, atypiques.

2° Un *état hypérémique*, se traduisant par une congestion occupant ordinairement la rate, souvent la rate et le foie, plus rarement le foie exclusivement ; quelquefois les reins, les poumons, le cœur, l'utérus, etc.

3° Un *état hémopathique*, se traduisant par l'anémie, la leucocythémie, la cachexie, c'est-à-dire par la diminution de l'albumine et des globules rouges du sang, et par l'augmentation des globules blancs.

Ces trois ordres de phénomènes morbides se présentent avec des caractères différents et des combinaisons diverses, suivant que la fièvre est *primaire, aiguë*, ou bien *récidivée, chronique ;* or, sur nos 289 cas, nous avons traité :

37 fièvres primaires aiguës,
252 fièvres récidivées, chroniques.

289

Et nous aurons à tenir compte de cette distinction dans l'étude que nous allons faire maintenant de chacun des trois états morbides que nous avons établis.

DE L'ÉTAT PYRÉTIQUE.

Les accès fébriles qui se montrent *au début* de l'impaludisme sont, dans l'immense majorité des cas, *périodiques* et *quotidiens* ou *tierces ;* quelquefois *quartes* ou d'un *type doublé* ou *anormal ;* dans certaines circonstances ils sont, d'emblée, *irréguliers, atypiques.*

La fréquence relative du type quotidien et du type tierce varie suivant les temps, les lieux, les conditions endémiques et épidémiques, etc.

Dans la Bresse, sur 372 fièvres, Nepple en a compté

198	quotidiennes.
115	tierces,
59	quartes.
372	

A Bône, sur 2,354 fièvres relevées par Maillot,

1598	ont été	quotidiennes,
730	»	tierces,
26	»	quartes.
2354		

A Alger, sur 861 fièvres,

599	ont été	quotidiennes,
171	»	tierces,
91	»	quartes.
861		

Sur 152 fièvres observées à Paris par Piorry, les quotidiennes ont été, aux tierces, comme 94 est à 54 (1).

Dans toutes ces statistiques, le type quotidien l'emporte de beaucoup sur le type tierce ; Fernel, Brown, Faure affirment, au contraire, que le type tierce est de beaucoup le plus fréquent, et les statistiques allemandes citées par Jaccoud témoignent en faveur de cette assertion.

(1) *Compendium*, t. 1, p. 283.

En effet, sur 3126 fièvres intermittentes, le type s'est montré (1) :

1763 fois tierce,
1415 fois quotidien,
246 fois quarte,
116 fois irrégulier.

Sur nos 289 fièvres appartenant, comme nous l'avons dit, aux latitudes les plus différentes, les *accès fébriles initiaux* ont été

159 fois quotidiens,
102 fois tierces,
3 fois doubles-tierces,
9 fois quartes,
2 fois doubles-quartes,
13 fois irréguliers, atypiques,
1 fois d'un type anormal.

———

289

ce dernier malade ayant alternativement cinq accès quotidiens réguliers et cinq jours d'apyrexie (1).

Sur nos 289 malades, nous n'avons observé que 37 *fièvres primaires* ; en ce qui concerne les *accès initiaux* des 252 autres, nous avons dû nous en rapporter aux renseignements qui nous ont été fournis.

(1) Jaccoud. *Leçons de clinique médicale*. Paris, 1867, p. 549.
(2) Voy. *Traité d'hydrothérapie*, 1866, p. 546, obs. LIX.

Sur nos 37 *fièvres primaires*, nous avons constaté :

19 fois le type quotidien,
14 fois le type tierce,
4 fois le type quarte.

37

L'on a voulu établir un rapport entre le type de la fièvre et les saisons, la température atmosphérique, les latitudes, la quantité et l'intensité du poison miasmatique ; nos observations ne jettent aucune lumière sur cette question importante, mais encore obscure, de pathogénie ; cependant, les accès fébriles irrégnliers, atypiques, dès le début, se sont montrés spécialement en Afrique, au Sénégal, en Grèce, sur des sujets chez lesquels la fièvre nous a paru avoir été *précédée* d'anémie et de congestions viscérales, c'est-à-dire d'une intoxication lente et graduelle.

Dans les *fièvres chroniques* ou *récidivées anciennes, rebelles, accompagnées de congestions viscérales*, l'on observe constamment des *accès irréguliers*, mais ici il faut distinguer. D'abord, ce sont des types réguliers qui se succèdent et alternent ; ainsi, après quelques accès quotidiens et une apyrexie plus ou moins longue, il survient quelques accès tierces ; à ceux-ci, après un intervalle plus ou moins considérable, succèdent quelques accès quartes, et ainsi de suite, sans que l'ordre que nous venons d'indiquer soit d'ailleurs nécessaire, les types pouvant présenter toutes les combinaisons possibles. Lorsque la maladie a déjà plusieurs années d'existence, surtout lorsqu'il existe des engorgements intenses de la rate et du foie, il arrive souvent qu'à chaque retour de la fièvre, le malade n'a qu'un seul accès, celui-ci étant séparé de l'accès suivant par un intervalle variable et parfois fort long, et ici se présente une question fort importante, qui mérite une sérieuse attention.

Nous disions en 1858 (1) :

« Nous avons vu des hommes, ayant contracté la « fièvre en Algérie, aux Indes, au Sénégal, être « repris tout à coup, à Paris, *après deux, trois ou* « *quatre années d'apyrexie complète*, et en l'absence « de toute cause nouvelle appréciable, d'accès fé- « briles présentant le type et tous les caractères « des accès initiaux, et nous avons vu des accès « pernicieux se reproduire ainsi avec leur forme « originelle.

« Il existe donc une *diathèse paludéenne*, un état « organopathique général, qui peut subsister dans « l'économie à l'état latent, pendant un temps plus « ou moins long, et qui tout à coup, sans cause « déterminante appréciable, et semblable en ce « point à la diathèse syphilitique, se traduit par des « accidents graves et parfois rapidement mortels. « L'intoxication paludéenne serait-elle comme un « intermédiaire entre l'intoxication miasmatique et « l'intoxication virulente? »

Plusieurs faits observés depuis cette époque tendent à confirmer ces propositions (2).

(1) *Du traitement hydrothérapique des fièvres intermittentes*, etc., p. 193.

(2) *Le Progrès*, t. II. p. 1.

Sur nos 252 cas de fièvre chronique, abstraction faite des accès initiaux, nous avons constaté :

107 fois des accès périodiques de différents types, se succédant irrégulièrement ;
145 fois des accès isolés, irréguliers, atypiques.

252

Nous avons dit que, toutes les fois que l'on observe des accès atypiques, fût-ce même dès le début de la maladie, l'on peut affirmer *a priori* qu'il existe une hypérémie viscérale et une anémie ou une cachexie plus ou moins profondes (1). Nous n'avons pas trouvé une seule exception à cette règle.

L'on observe donc, dans la maladie paludique, deux espèces d'accès fébriles : les *accès périodiques* et les *accès irréguliers*, *atypiques* ; pour les combattre, l'hydrothérapie scientifique nous fournit deux agents appropriés : les *douches antipériodiques*, pour combattre les premiers ; les *douches antipyrétiques*, pour combattre les seconds, les unes et les autres devant être administrées suivant une *formule déterminée.*

Les *douches antipériodiques*, courtes, énergiques, excitantes, sont administrées *un quart d'heure avant le moment présumé de l'invasion fébrile*, et nous en avons exposé ailleurs, dans tous ses détails, le procédé opératoire, le *modus faciendi* (2).

Dès 1848, nous avons établi la Loi suivant laquelle agissent les douches antipériodiques, et nous avons montré que, si la fièvre n'est pas cou-

(1) *Traité d'hydrothérapie*, p. 494.

(2) *Cours clinique d'hydrothérapie*, pages 81 et suiv. — *Traité d'hydrothérapie*, pages 490 et suiv.

pée par la première douche, l'heure d'invasion des accès suivants retarde de plus en plus, tandis que les accès deviennent de moins en moins longs et intenses, jusqu'à ce qu'ils cessent enfin complétement. Cette Loi n'a point présenté une seule exception.

Sur les 11 malades qui ont fait l'objet de notre premier *mémoire* (1), 7 étaient affectés de fièvre récente et périodique, laquelle a été coupée :

1 fois par 1 douche.
2 fois par 2 douches.
4 fois par 3 douches.

Trois, affectés de fièvre chronique, avaient des accès périodiques de divers types, se succédan irrégulièrement ; la fièvre a été coupée :

2 fois par 3 douches.
1 fois par 5 douches.

Les résultats que nous avons obtenus depuis 1848 sont entièrement conformes à ceux-ci, et confirment encore de tous points la Loi que nous avons établie d'après nos premières expériences. En effet, sur nos 37 fièvres primaires, la fièvre a été coupée :

9 fois par 1 douche.
11 fois par 2 douches.
13 fois par 3 douches.
4 fois par 4 douches.
———
37

(1) *Archives générales de médecine.* (Loc. cit.)

Sur les 107 cas d'accès périodiques de types différents alternant irrégulièrement chez des malades atteints de fièvre chronique, la fièvre a été coupée

6 fois par 1 douche.
27 fois par 2 douches.
31 fois par 3 douches.
34 fois par 4 douches.
9 fois par 5 douches.

Ainsi que nous l'avions constaté dès 1848, le nombre des douches nécessaires pour couper les accès périodiques est en raison directe de l'intensité des hypérémies de la rate et du foie; l'âge de la maladie et le type des accès n'exerçant aucune influence appréciable.

Voici un nouvel et remarquable exemple de l'efficacité des douches antipériodiques :

Obs. I. — M. le prince de B. contracte, en 1865, dans les principautés danubiennes, une fièvre tierce qui est combattue par le sulfate de quinine; au sixième accès la fièvre est coupée, mais il survient des vomissements, une grande sensibilité de la région hépatique et un ictère intense.

Vers le 15 novembre, le malade arrive à Paris et reçoit les soins de M. le docteur Brongniart. La peau et les sclérotiques sont encore ictériques; l'urine est épaisse et bilieuse, la région de la vésicule biliaire est douloureuse. Quelques purgatifs salins et l'eau de Vichy firent disparaître ces reliquats de jaunisse.

En 1866, la santé se maintient bonne. En 1867, à Paris, et à la suite d'un léger refroidissement, des accès quotidiens intenses et réguliers se montrent au mois d'avril; le sulfate de quinine en fait justice. Une récidive a lieu au mois de juillet, dans les mêmes circonstances, et le sel quinique est encore administré avec le même résultat.

En 1868, un accès violent éclate le 3 avril, et se reproduit le lendemain. M. Brongniart donne le sulfate de quinine à la dose de 0gr,80 et la fièvre est coupée. Le 12, M. le prince de B. fait une promenade en voiture découverte, il a froid, et de nouveaux accès ont lieu les 12, 13, 14 et 15 avril. Le sulfate de quinine coupe encore une fois la fièvre, mais il fatigue beaucoup l'estomac et la tête : anorexie, dyspepsie, insomnie, etc.

De nouveaux accès éclatent les 1, 2, 3 et 4 mai ; même traitement et même résultat.

Nouveaux accès les 21, 22 et 23 mai ; M. Brongniart juge avec raison que l'action bienfaisante du sulfate de quinine est épuisée, et qu'en continuant l'administration de ce médicament l'on ne ferait plus qu'ajouter la cachexie quinique à la cachexie paludéenne dont le malade commence à présenter les symptômes ; il propose un traitement hydrothérapique, et *le 24 mai* il amène M. le prince de B. à Plessis-Lalande, à huit heures du matin.

État actuel. — Les accès des 21, 22, 23 ont été très-intenses et prolongés ; frisson violent, durée de deux heures ; stade de chaleur accompagné d'une violente céphalalgie ; sueur profuse. Pendant l'apyrexie, le malade reste faible, incapable de se livrer à aucun exercice, à aucun travail intellectuel ; anorexie, dyspepsie, insomnie très-pénible. Le teint est anémique et subictérique.

Le foie ne dépasse point ses limites physiologiques ; le diamètre vertical de la rate est de 9 *centimètres.*

Les trois accès qui viennent d'avoir lieu ont commencé très-régulièrement chaque jour à 11 heures du matin.

A 10 heures et demie j'administre une douche antipériodique, en présence de mon distingué confrère et excellent ami Brongniart. A midi, le malade nous déclare qu'il se sent fort, dispos, qu'il a faim et qu'il veut déjeuner.

A 4 heures du soir l'accès survient et se prolonge pendant toute la soirée; il est cependant moins intense que les précédents.

25 *mai.* — Douche générale et splénique à 8 heures du matin. — A 3 heures et demie douche antipériodique. *L'accès fait complétement défaut, et depuis lors jusqu'à ce jour* (6 novembre) *la fièvre n'a pas reparu*, bien que e malade, pour éprouver la solidité de sa guérison, ait fait volontairement toutes sortes d'imprudences, telles que promenades en voiture découverte le soir, promenades à cheval pendant la pluie, etc.

Le prince de B. a quitté Plessis-Lalande le 24 juin, toutes les fonctions s'accomplissant parfaitement, la santé générale étant florissante, et le diamètre splénique étant réduit à 4 1/2 centièmes. Cet état s'est maintenu jusqu'à ce jour (10 janvier 1869).

L'efficacité des *douches antipériodiques* dépend tout entière du procédé opératoire. Si la douche n'est point suffisamment énergique, si elle est trop longue, si elle n'est pas administrée au moment opportun, elle peut non-seulement ne pas empêcher l'invasion de l'accès, mais encore rendre celui-ci plus violent et plus grave. La nécessité de la *formule* que nous avons indiquée est mise en lumière par les résultats de l'hydrothérapie empirique, constatés par Schedel, Baldou (1), Markousoff (2), par les insuccès relatifs d'Imbert-Gourbeyre (3), et par la démonstration que nous en avons fait à l'hôpital militaire de Bruxelles (4).

Des douches antipyrétiques. — Currie avait dit que des accidents graves peuvent être le résultat d'une application froide pratiquée *pendant le stade*

(1) Voy. *Traité d'hydrothérapie*, pages 468 et suiv.
(2) Voy. *Le Progrès*, t. V, p. 191.
(3) Voy. *Le Progrès*, t. II, pages 347, 379, 394.
(4) Voy. *Cours clinique d'hydrothérapie*, p. 160.

de froid des fièvres, alors même que le thermomètre indique une élévation de la température du corps ; cette assertion nous avait paru parfaitement justifiée par l'étude que nous avons faite des effets physiologiques de l'hydrothérapie, et dès lors, lorsque l'heure de l'invasion fébrile n'avait pu être prévue (*accès irréguliers, atypiques*), ou lorsque nos prévisions avaient été déjouées, nous laissions l'accès suivre son cours, sauf à en abréger la durée et à diminuer l'intensité des phénomènes morbides de la période ultime, en administrant, suivant la méthode de Currie et de Giannini, une affusion, une douche, une immersion ou une friction en drap mouillé, *au début du stade de sueur* (1).

En 1857, Basset faisait connaître les résultats de la pratique hydrothérapique de Becquerel à l'hôpital de la Pitié (2), et en s'occupant de la fièvre intermittente et des douches antipériodiques, il disait :

« Par suite de la négligence assez commune « parmi les infirmiers des hôpitaux de Paris, il est « arrivé *souvent* que, malgré les réclamations ins- « tantes des malades eux-mêmes, on ne les a pas « conduits à la douche dans l'instant convenable « prescrit par le médecin, *et l'on a attendu le com-* « *mencement du frisson*. Cette observation est d'au- « tant plus importante à faire, que, malgré cette « chance d'insuccès, *l'on a encore réussi.* »

L'*importance* de cette observation nous parut, en effet, être fort grande, et nous nous engageâmes dans une voie nouvelle d'expérimentation.

(1) Voy. *Traité d'hydrothérapie*, pages 35 et suiv.
(2) *Moniteur des hôpitaux*, 1857, n° 30.

» Depuis 1857, à Bellevue, à Schwalheim, à l'hôpital militaire de Bruxelles, à Mondorf et à Plessis-Lalande, nous avons administré, *au* DÉBUT *du frisson*, et dans les circonstances ci-dessus indiquées, un grand nombre de douches froides générales en pluie et en jet, très-courtes (15 à 20 secondes) et très-énergiques; voici les résultats que nous en avons obtenu :

Dans un certain nombre de cas, elles ont fait avorter, elles ont supprimé l'accès commençant, et ont fini par *couper des fièvres périodiques ;* mais ce dernier effet *est moins sûr et moins prompt que celui des douches antipériodiques formulées.*

Dans tous les autres cas d'accès périodiques ou atypiques, elles ont rendu l'accès moins intense et plus court (1), et voici pourquoi nous leur avons donné le nom de *douches antipyrétiques.*

Nous devons ajouter que, cinq ou six fois, la douche ayant été donnée par un infirmier et ayant été *trop tardive*, *trop longue* ou *mal appliquée*, l'accès, loin d'être supprimé ou diminué, a été aggravé, parce que la période algide a été alors plus intense et plus longue, sans que, d'ailleurs, nous ayions eu un seul accident grave à déplorer. Il n'en est pas moins vrai que l'administration des *douches antipyrétiques* ne doit être confiée qu'à des mains expérimentées.

« En résumé, avons-nous dit le 27 janvier 1864,
« la douche administrée dès le début de la période
« algide, dans les cas d'accès atypiques, n'est pas
« *fébrifuge;* elle n'est *qu'antipyrétique;* elle ne peut
« plus être *antipériodique*, puisque la périodicité

(1) Voy. *Cours clinique d'hydrothérapie*, pages 79 et suiv

« n'existe pas ; elle ne peut pas *couper la fièvre ;* « elle ne peut que *couper l'accès*. Aussi, malgré l'ad- « ministration de ces douches, voit-on des accès « fébriles irréguliers se montrer pendant plusieurs « semaines, plusieurs mois, et lorsqu'enfin ils dis- « paraissent définitivement, la *guérison de la fièvre* « doit-être attribuée non aux douches antipyréti- « ques, mais au *traitement hydrothérapique métho-* « *dique*, lequel a fait justice *des hypérémies viscérales* « *et de la cachexie.* »

Si, malgré la douche donnée dès le début du stade algide, l'accès se développe avec une certaine intensité, il faut donner une deuxième douche, plus longue (1 *minute*) et moins énergique (*douche en éventail*), dès que le stade de chaleur est franchement commencé. « Car il est toujours bon d'abréger le « plus possible la durée de l'accès fébrile, non-seu- « lement au point de vue de l'état pyrétique consi- « déré en lui-même, mais encore — et surtout — « en raison de l'influence qu'exerce chaque accès « sur les hypérémies viscérales, et sur le développe- « ment de la cachexie (1). »

(1) *Cours clinique d'hydrothérapie*, pages 80, 85.

DE L'ÉTAT HYPÉRÉMIQUE.

Pour ne pas nous exposer aux reproches que nous nous sommes cru en droit d'adresser à autrui, commençons par établir la base physiologique sur laquelle reposent nos recherches cliniques.

En ce qui concerne le foie, et conformément aux résultats plessimétriques que nous avons fait connaître, nous avons circonscrit les limites physiologiques de cet organe, d'une part, par une ligne passant à trois centimètres au-dessous du mamelon, et, d'autre part, par le rebord costal; en conséquence, nous avons admis l'existence d'une augmentation pathologique du volume hépatique, toutes les fois *qu'en l'absence de toute cause de déplacement*, l'organe s'est élevé au-dessus de la ligne sous-mamelonnaire ou s'est abaissé au-dessous du rebord costal, en dépassant ou en ne dépassant pas la ligne médiane.

En ce qui concerne la rate, nous nous sommes trouvé, tout d'abord, en présence de difficultés et d'incertitudes pareilles à celles que nous avons rencontrées à l'endroit du foie. En effet, les auteurs ont évalué d'une manière très-peu satisfaisante le volume normal de la rate, et Piorry, lui-même, a plusieurs fois modifié ses chiffres.

Dans le *Traité de la percussion médiate*, Piorry assignait à la rate 11 centimètres de hauteur, 8 centimètres de largeur et 7 centimètres d'épaisseur; dans son *Traité de médecine pratique* (1845, t. VI, p. 32), il avoue qu'il a pris ces mesures « en partie « *sur des cadavres* chez lesquels, par suite de l'a- « gonie ou de diverses circonstances, la rate avait

« dû se trouver plus ou moins tuméfiée, » et il dit : « Dans l'état parfaitement sain, la rate, *mesurée* « *pendant la vie*, ne présente guère que 8, 9 ou 10 « centimètres de haut en bas, et 7, 8 ou 9 centi« mètres de largeur. » Il n'est plus question de l'épaisseur.

En 1847, acceptant de confiance ces chiffres de Piorry, nous avons renvoyé, comme *guéris*, après *quelques jours* de traitement hydrothérapique, des malades affectés de *fièvre intermittente primaire*, chez lesquels, la fièvre étant coupée, l'état général étant satisfaisant, la rate présentait encore un diamètre vertical de 8, 9 et même 10 centim., ces chiffres représentant alors pour nous l'état normal (1); mais dès nos premières applications du traitement hydrothérapique aux *fièvres chroniques* accompagnées d'anémie, de cachexie, nous constations que, sous l'influence d'un traitement hydrothérapique plus prolongé, le volume de la rate diminuait encore beaucoup, et que chez les malades *véritablement et complétement guéris* le diamètre splénique vertical n'était plus que de 4 *à* 5 *centimètres et demi!*

Il fallait en conclure, ou que nous avions produit une atrophie de la rate, ou bien que le volume physiologique de cet organe est beaucoup moins considérable qu'on le pensait. C'est la dernière hypothèse que nous crûmes devoir admettre, et, dès-lors, nous commençâmes une série de recherches analogues à celles que nous faisions pour détermi-

(1) Voy. *Des douches froides appliquées au traitement de la fièvre intermittente* in *Arch. génér. de méd.*. 1848, t. XVI, p. 289.

ner les dimensions et les limites physiologiques du foie.

En 1863, à l'occasion de nos Conférences à l'hôpital militaire de Bruxelles, nous avons écrit à Piorry, et, lui faisant connaître les résultats de nos investigations plessimétriques, nous l'avons prié de vouloir bien s'en expliquer avec nous. L'illustre créateur de la percussion médiate nous répondit :

« *Le diamètre vertical physiologique de la rate*
« *est de 4 centimètres à 4 centim. et demi*, mais le
« diamètre anatomique est plus considérable que
« le diamètre plessimétrique, en raison de l'obli-
« quité de l'organe, par rapport aux parois cos-
« tales (1). »

Eh bien, cette troisième et dernière évaluation n'est pas encore parfaitement exacte, suivant nous, et l'erreur doit être attribuée : 1° à ce que Piorry, — comme d'ailleurs tous les autres observateurs, — fait abstraction de la stature des sujets ; 2° à ce que Piorry, — comme tout le monde, — pour percuter et mesurer la rate, fait coucher le sujet sur le flanc droit, position qui augmente encore l'*obliquité* de l'organe.

Il résulte de nos recherches, faites avec toute la rigueur possible, sur 180 sujets adultes et sains, et sur 100 malades atteints de fièvre intermittente chronique avec intumescence splénique :

1° Que le volume de la rate est en rapport direct avec la taille;

2° Qu'à l'état physiologique, le diamètre vertical de la rate ne s'abaisse jamais au-dessous de 4 cen-

(1) Voy. *Cours clinique d'hydrothérapie*, p. 31.

timètres et ne s'élève jamais au-dessus de 5 centimètres 1/2.

Nous n'avons tenu compte que du diamètre splénique vertical, parce que nous avons reconnu, avec Piorry, « que la hauteur de l'organe est plus facile « à constater que sa largeur, et que cette hauteur « est ordinairement proportionnée à la dimension « d'un côté à l'autre (1). »

Enfin, nous rappelons encore, — et nous y insistons d'une manière toute particulière, — que si, pour notre édification personnelle et pour la vérification de nos doctrines, nous avons presque toujours percuté nos malades alternativement dans la position couchée et dans la station debout, tous les chiffres que nous allons produire se rattachent exclusivement à la percussion et à la mensuration pratiquées le malade étant debout.

Ces données physiologiques et cliniques étant nettement posées, nous pouvons exposer maintenant, en toute sécurité, les résultats que nous a donnés, au point de vue des hypérémies viscérales, le dépouillement de nos 289 observations.

Sur nos 37 cas de *fièvres primaires* :

3 fois il n'existait aucune hypérémie appréciable,
28 fois il existait une hypérémie de la rate,
6 fois il existait une hypérémie simultanée de la rate et du foie.

37

Sur les 3 malades chez lesquels la rate et le foie avaient conservé leur volume normal, 2 étaient

(1) *Loc. cit.*, p. 32.

affectés de fièvre quotidienne, 1 de fièvre tierce. *Tous trois en étaient à leur troisième accès.*

Chez les 34 malades chez lesquels il existait une *hypérémie splénique*, le degré de cette hypérémie s'est montré, en général, en rapport direct avec le nombre des accès subis, c'est-à-dire avec l'âge de la fièvre; cependant plusieurs exceptions se sont présentées. Ainsi, au huitième accès d'une fièvre quotidienne, la rate mesurait 14 c. 1/2 (1), tandis qu'au vingtième accès d'une fièvre également quotidienne elle ne mesurait, chez un autre sujet, que 9 c. 1/2 (2).

Le type de la fièvre n'a exercé aucune influence appréciable sur le développement, la marche et le degré de l'hypérémie splénique; mais, en général, le développement de l'organe s'est montré d'autant plus précoce, la marche a été d'autant plus rapide, et l'hypérémie a présenté un degré d'autant plus élevé, que la localité où la maladie a été contractée était plus insalubre, plus palustre, plus *fiévreuse*, c'est-à-dire plus exposée aux fièvres intermittentes endémiques et épidémiques. Une influence semblable peut, d'ailleurs, être exercée par une cause née accidentellement dans un pays ordinairement salubre. Ainsi, Bellevue et Meudon sont des localités privilégiées, où les fièvres intermittentes sont inconnues; mais, en 1847, on y dessèche de grands étangs, et immédiatement se déclare une épidémie pendant laquelle les fièvres intermittentes révèlent les caractères graves qu'elles présentent dans les

(1) *Du traitement hydrothérapique des fièvres intermittentes*, p. 14, obs. I.

(2) *Traité d'hydrothérapie*, p. 505, obs. LX.

pays les plus palustres : en Sologne, à Rome, en Afrique, etc.

Piorry veut établir un rapport entre le volume de la rate et les caractères de l'état fébrile, et voici ce qu'il nous écrivait en 1863 :

« Lorsque le diamètre de la rate atteint 5 centim., « il y a fièvre quotidienne légère ; à 6 c., la fièvre « est intense ; à 9, 10 et surtout à 12 c., la fièvre « est tierce. » Ainsi que nous l'avons dit, nos observations ne confirment pas ces assertions absolues, car nous avons rencontré des rates ayant 15 c. la fièvre étant quotidienne, des rates n'ayant que 10 c., ou même 7, la fièvre étant tierce, et des rates ayant 9 c. la fièvre étant quarte (1).

Chez les 6 malades chez lesquels il existait une *hypérémie hépatique*, l'âge de la fièvre a été au *minimum* de deux mois et au *maximum* de trois mois et demi, et il est à remarquer que chez des sujets présentant, au bout de huit et même de quatre jours de fièvre, des rates d'un diamètre vertical de 14 centimètres (2), le foie avait conservé son volume normal.

En dehors des particularités que nous venons d'indiquer, tout ce que nous avons dit à propos de l'hypérémie splénique s'applique de tous points à l'hypérémie hépatique.

Sur nos 252 malades affectés de *fièvres chroniques et rebelles* nous avons constaté.

139 fois une hypérémie simultanée de la rate et du foie.

(1) Voy *Cours clinique d'hydrothérapie*, pages 32-33.

(2) Voy. *Du traitement hydroth. des fièvres intermittentes*, p. 20, obs. VI.

99 « une hypérémie de la rate.
12 « une hypérémie du foie.
1 « une hypérémie rénale.
1 « une hypérémie cérébrale.

Ces deux dernières observations, fort remarquables à divers titres, sont insérées dans le *Traité d'hydrothérapie* (p. 915, obs. CXLVIII, et pag. 546, obs. LIX).

Dans l'immense majorité des cas, l'hypérémie hépatique ne se montre que lorsque déjà la rate est hypérémiée depuis un certain temps.

En général il existe un rapport direct entre les volumes des deux organes (1), mais il se présente des exceptions assez nombreuses, et voici ce que nous apprennent nos observations.

La rate peut présenter un développement considérable, 15, 16, 17, 18 et même 23 centimètres, le foie ayant conservé son volume physiologique (2), ou ne dépassant que fort peu le rebord costal (13-3) (3).

Parfois, mais très-rarement, le volume du foie est considérable (9 centimètres au-dessous du rebord costal) l'hypérémie splénique étant peu prononcée (7 centimètres) (4).

Jamais nous n'avons rencontré une hypérémie hépatique *considérable*, la rate ayant conservé son volume physiologique. Dans les 12 cas où le foie

(1) *Cours clinique d'hydrothérapie*, p. 34.

(2) *Traité d'hydrothérapie*, p. 541, obs. LVII; p. 534, obs. LIV. — *Du traitement hydr. des fièvres interm.*, p. 60, obs. XXIII; p. 89, obs. XXIV; p. 22, obs. VIII.

(3) *Traité d'hydrothérapie*, p. 530, obs. LIII. — *Cours clinique d'hydrothérapie*, p. 34.

(4) *Traité d'hydrothérapie*, p. 535, obs. LV.

était seul congestionné, il ne dépassait le rebord costal que de 4 centimètres au maximum, et comme il s'agit ici de fièvres chroniques, nous ne pouvons pas affirmer que l'hypérémie hépatique n'avait pas été précédée et accompagnée d'une hypérémie splénique disparue au moment de notre exploration.

Les chiffres maxima observés par nous ont été de 24 centimètres pour le diamètre vertical de la rate (1) et de 19 centimètres pour la partie du foie dépassant le rebord costal. (*Obs. VII du présent mémoire.*)

En général le développement du foie est en raison directe de l'âge de la fièvre ; les hypérémies hépatiques les plus considérables, constatées par nous (9, 10, 12, 13, 14, 19 centimètres au-dessous du rebord costal), appartenaient à des fièvres âgées de 4, de 5, de 12 ans (2), mais nous avons vu, d'une part, l'hypérémie être de 9 centimètres, la fièvre n'ayant que 15 jours d'âge, et, d'autre part, l'hypérémie ne point dépasser 4 centimètres, la fièvre étant âgée de 6 ans (3).

Le lieu d'origine exerce une influence considérable et manifeste.

Sur les 151 cas d'hypérémie hépatique constatés sur nos 252 fièvres intermittentes chroniques, 103

(1) *Traité d'hydrothérapie*, p. 517, obs. XLIX.

(2) *Ibid*, p. 535, obs. LV ; p. 486, obs. XXXIII ; p. 525, obs. LII ; p. 836, obs. CXXIX. — *Du trait. des fièvres intermittentes*, p. 94, obs. XXVI.

(3) Voy. *Traité d'hydrothérapie*, p. 541, obs. LVII.

appartiennent aux pays chauds, la maladie ayant été contractée :

50 fois en Afrique,
22 « en Italie (Rome, Naples, la Sicile),
9 « en Espagne,
5 « au Sénégal,
4 « en Grèce,
3 « au Mexique,
1 « en Cochinchine.
———
103

Les 48 autres appartiennent à la France, à la Belgique, à la Hollande, à la Russie, etc., spécialement à des localités particulièrement fiévreuses : Bresse, Sologne, Charente-Inférieure, Anvers, Ostende, confins de la Perse, mer Caspienne, etc.

En ce qui concerne la rate, le rapport est tout différent. Les rates les plus volumineuses (de 13 à 24 cent.) appartiennent à la France (Paris, Meudon, Bellevue, Passy, Tours, Sologne, Charente-Inférieure), à la Belgique et à la Hollande.

L'on peut donc établir la règle générale suivante :

Dans les fièvres chroniques du centre de l'Europe, la rate prend un développement considérable, le foie conservant ses limites physiologiques ou ne les dépassant que peu.

Dans les fièvres des pays chauds, le développement de la rate est moins considérable, mais il est accompagné d'une hypérémie hépatique, et celle-ci l'emporte ordinairement sur celle de la rate. Ainsi, dans ces conditions, nous trouvons les chiffres suivants :

Développement anormal de la rate.	Développement anormal du foie.
9 centimètres.	12 centimètres.
3 «	9 «
8 «	13 «
6 «	9 «
3 «	14 «

En général, la durée nécessaire du traitement est en raison directe du volume des organes hypérémiés (1), mais l'on voit parfois des hypérémies considérables disparaître rapidement ou bien, au contraire, des hypérémies médiocres ou même minimes résister longtemps. La raison de ces irrégularités est ordinairement donnée par les circonstances qui se rattachent à la constitution et au tempérament du sujet, aux conditions du milieu, à l'alimentation, aux habitudes (ivrognerie, excès de tous genres), au degré de la cachexie, à l'âge de la fièvre, à la localité dans laquelle la maladie a été contractée, etc.

Les chiffres que nous venons de produire prouvent avec quelle énorme fréquence l'hypérémie hépatique se montre chez les sujets affectés de *fièvre intermittente simple*, *mais chronique*, et l'on saisira toute l'importance que la clinique doit attacher à cette fréquence, si l'on veut bien se rappeler :

1° Que le rôle pyrétogénésique du foie est au moins égal à celui de la rate, en ce sens, qu'aussi

(1) *Cours clinique d'hydrothérapie* pages 162-169.

longtemps que le foie n'est pas complétement et définitivement rentré dans ses limites physiologiques, les malades restent soumis à d'incessants retours d'accès fébriles périodiques ou atypiques, réguliers ou irréguliers.

2° Que l'influence exercée par la congestion hépatique sur l'hémopathie, sur l'anémie, sur la cachexie, sur les hydropisies, sur la circulation capillaire et l'innervation générales et, par conséquent, sur la nutrition, est plus intense, plus grave, plus funeste que celle qu'exerce la congestion splénique. En effet, nous avons vu des malades porter, depuis plusieurs années, des rates énormes, sans que leur état général présentât la profonde atteinte que détermine constamment une hypérémie hépatique médiocre, ou même relativement peu considérable, et cette différence a sa raison d'être physiologique, puisque les fonctions du foie se rattachent beaucoup plus intimement que celles de la rate aux phénomènes de la digestion, de l'assimilation, de l'hématose, etc.

3° Que toutes choses égales d'ailleurs, l'hypérémie hépatique est beaucoup plus difficile à vaincre que l'hypérémie splénique, puisque le sulfate de quinine, l'arsenic, voire le petit houx et le cynisin, sont sans action sur elle, et que l'*hydrothérapie* FORMULÉE étant le seul agent qui en fasse justice, en agissant simultanément comme modificateur révulsif, comme modificateur résolutif et comme modificateur reconstitutif, elle résiste beaucoup plus que l'hypérémie splénique à cette puissante médication.

Les observations suivantes vont justifier ces diverses propositions.

Le 16 *septembre* 1868, nous recevions de notre excellent ami, M. le docteur Morpain, la lettre suivante :

« Mon cher maître,

« Madame P..., l'une de mes clientes, est atteinte, suivant moi, de symptômes de *cachexie paludéenne;* elle vous fournira sur son état antérieur les détails les plus circonstanciés, et vous en jugerez. J'ai décidé madame P... à suivre chez vous un traitement hydrothérapique, sûr d'avance d'un heureux résultat.

« Je vous serre la main. « MORPAIN. »

L'on va voir que le diagnostic de notre confrère était bon, et que ses prévisions n'ont pas été trompées.

OBS. II. — Madame P... habite la commune de Jouy, près de Pithiviers ; le pays est fiévreux, et, il y a huit ans, de grands travaux de terrassement ont été faits autour de sa maison d'habitation. A cette époque, c'est-à-dire en 1860, madame P..., étant enceinte, fut prise d'une fièvre tierce ; le sulfate de quinine fut administré à plusieurs reprises, mais toujours il fallut en suspendre l'emploi au bout de quelques jours, en raison des douleurs gastriques, des vomissements et des accidents nerveux qu'il provoquait. *Pendant dix-huit mois, madame P... eut régulièrement, de deux jours l'un, un accès fébrile intense*, caractérisé par les trois stades de frisson, de chaleur et de sueur. Sous l'influence de cette fièvre de si longue durée, la santé générale s'altère, les digestions se troublent et l'appétit se perd ; madame P.... ne prend d'aliments que pendant les jours d'apyrexie, et encore ne sont-ils que peu abondants et peu substantiels ; souvent, elle ne fait que boire une tasse de bouillon. La prostration, l'affaiblissement et l'émaciation font de rapides progrès, et la malade en arrive à ne plus peser, couverte de ses vêtements, que 82 livres.

La fièvre périodique « *finit par s'user d'elle-même,* » comme le dit madame P...; les accès tierces ne se montrent plus, mais ils sont remplacés par des accès irréguliers qui, depuis six ans et demi, ont lieu ordinairement deux fois par mois, et parfois une fois seulement.

Dans ces conditions, la santé s'améliore un peu, mais, comme il est facile de le prévoir, elle est loin d'être satisfaisante. L'anorexie, la gastralgie, la dyspepsie persistent; la malade varie incessamment son régime sans arriver à un bon résultat; tantôt elle s'impose le régime lacté, tantôt elle ne mange que des viandes grillées ou rôties; pendant trois mois, elle s'abstient de pain, qu'elle remplace par des échaudés; depuis six mois, le bouillon est, à peu de chose près, sa seule nourriture.

Cette fièvre chronique a vainement été combattue par un grand nombre de préparations de quinquina, par l'arsenic, par la petite centaurée, par les gouttes amères, etc., et c'est après avoir constaté l'inefficacité radicale de la thérapeutique médicamenteuse que Morpain nous adresse enfin la malade.

Etat actuel. — Aspect anémique et cachectique très-prononcé; émaciation considérable; affaiblissement tel, que c'est à peine si la malade peut faire quelques pas, ou même se tenir debout; impossibilité absolue de se livrer au plus léger travail physique ou intellectuel. Anorexie, dyspepsie, insomnie; persistance des accès fébriles irréguliers, lesquels sont très-violents, ordinairement nocturnes, accompagnés et suivis d'une céphalalgie très-pénible.

Le foie n'a point franchi ses limites physiologiques; le diamètre vertical de la rate est de 13 centimètres et demi.

Le traitement hydrothérapique est commencé le 17; il consiste en douches bi-quotidiennes générales et reconstitutives, locales (spléniques) et résolutives. Il n'y a pas lieu d'administrer des douches antipériodiques, et la malade demande à ne pas recevoir, au milieu de la nuit, des douches antipyrétiques.

Le 2 novembre, madame P... a quitté Plessis-Lalande complétement guérie ; c'est-à-dire mangeant, digérant et dormant bien ; faisant sans fatigue aucune de longues promenades ; pesant 107 livres ; ayant un teint frais et animé, n'ayant plus trace de fièvre depuis un mois, et *le diamètre vertical de la rate n'étant plus que de 4 centimètres*. Dès le 16 octobre, madame P... se considérait comme guérie et voulait retourner chez elle, où l'appellent son mari, ses enfants et ses occupations ; mais, cédant aux instances de Morpain et aux miennes, elle a compris qu'il fallait consolider cette remarquable guérison, et elle a bien fait.

Voici donc une fièvre contractée en France, qui a huit années d'existence et qui a résisté à toutes les ressources de la thérapeutique usuelle ; toutes les fonctions organiques sont plus ou moins altérées ; l'anémie et la cachexie sont profondes, la rate est fortement hypérémiée, et cependant le volume du foie est resté normal.

La rapidité avec laquelle la guérison a été obtenue est le point le plus remarquable de cette observation. Un mois de traitement a suffi pour faire disparaître tous les désordres fonctionnels, pour reconstituer le sang et pour diminuer de 9 cent. 1/2 le diamètre splénique.

L'observation suivante va nous montrer une hypérémie hépatique dont la résistance a été plus longue et plus difficile à vaincre :

Obs. III. — M. X... est un colon africain âgé de 47 ans, d'une bonne constitution, d'un tempérament sanguin très-prononcé. Pendant dix années, il a parcouru l'Afrique française en divers sens, subissant, dans toutes les conditions de son existence, de nombreuses vicissitudes ; tantôt il est bien nourri, bien vêtu, bien logé et jouit d'une certaine aisance ; tantôt il n'a qu'une alimentation insuffisante et malsaine, couche à la belle étoile, et n'est pas éloigné de subir les plus rudes atteintes de la misère, et cependant, au milieu de cette vie accidentée, il ne perd rien de sa vigueur, et sa santé reste excellente.

En 1859, X... se fixe à Oran, où s'ouvre pour lui une ère de bien-être calme et régulier, qui n'a pas cessé depuis cette époque. Au mois d'octobre 1862, X... fait une excursion de quinze jours, pendant lesquels, le temps étant humide et mauvais, il couche plusieurs fois sous la tente après des journées de fatigue ; mais il se croit invulnérable, et ne prête aucune attention à ces détails.

Le 27 octobre, X... rentre à Oran, et, dès le lendemain, vers le soir, il se sent pris de malaise, de frisson, de céphalalgie ; il attribue cette indisposition à un *refroidissement*, boit un verre de punch très-chaud, se couche, se couvre plus que d'habitude, et s'endort. Le lendemain, il constate qu'il a beaucoup transpiré pendant la nuit, mais se sentant dispos, il se lève, vaque à ses occupations, et se croit guéri.

Le 29, à huit heures du soir, X... est pris d'un violent frisson ; il a de nouveau recours au remède qui lui a si bien réussi l'avant-veille, mais cette fois le punch reste impuissant, l'accès parcourt ses trois stades et ne se termine que vers six heures du matin.

Le 31, les 2, 4, 6 et 8 novembre, nouveaux accès, et M. X... se décide à consulter enfin un médecin. Le 9, le 11, le 13 et le 15, il prend 20 centigrammes de sulfate de quinine, mais les accès des 10, 12, 14, 16 n'en ont pas moins lieu. Le 17, la dose du médicament est portée à 1 gramme, et l'accès du 18 fait défaut. Le sel quinique est continué à la même dose pendant huit jours, et la fièvre paraît être définitivement coupée.

Au mois de mars 1863, en l'absence de toute cause appréciable, et alors que X... ne pensait plus à son ancienne fièvre, de nouveaux accès tierces se manifestent.

Au quatrième accès, le sulfate de quinine est administré d'emblée à la dose de 1 gramme, et, dès la seconde prise, la fièvre est coupée.

Au mois de septembre, la fièvre reparaît avec le type quotidien ; le sulfate de quinine est donné à la dose de 1gr50 ; dès le premier jour, il coupe la fièvre ; néanmoins l'administration est continuée pendant huit jours, et ensuite pendant une semaine encore à la dose de 1 gramme par jour, mais à ce moment l'on est obligé d'en suspendre l'emploi, le malade se plaignant de gastralgie, de dyspepsie, de céphalalgie, de troubles de la vision et de l'audition.

Au mois d'avril 1864, plusieurs accès quotidiens ; au mois d'août, cinq accès tierces ; au mois de novembre, huit accès tierces. Le malade est anémique et les fonctions digestives laissent beaucoup à désirer. Il n'a plus été administré de sulfate de quinine, mais pendant toute cette année M. X... s'est saturé de quinquina et de fer, épuisant toutes les préparations pharmaceutiques connues.

Pendant l'année 1865, les accès fébriles ont été très-fréquents, et M. X...en a oublié le nombre et les époques. « Sous l'influence de la moindre fatigue, dit-il, du plus « léger écart de régime, d'une vicissitude atmosphé- « rique, j'étais repris de fièvre ; tantôt j'avais alternati- « vement quelques accès quotidiens et quelques accès « tierces, tantôt je n'avais que des accès isolés se repro- « duisant à des intervalles irréguliers. » A plusieurs reprises, et chaque fois, pendant quinze jours à trois semaines, l'acide arsénieux a été administré à la dose de 20 à 40 milligrammes par jour, mais le médicament ne modifie favorablement ni l'état pyrétique ni l'état hémopathique, et il provoque des ardeurs gastriques et intestinales, des vomissements, de la diarrhée.

L'année 1866 se passe dans les mêmes conditions ; le malade avale tantôt du sulfate de quinine, tantôt de l'arsenic, tantôt du fer, tantôt du quinquina ; on lui prescrit même de la petite centaurée, de l'apiol. etc., etc. ; mais rien n'arrête la marche progressive d'une anémie et d'une cachexie qui décident le malade à venir en France réclamer le secours de l'hydrothérapie, et le 12 novembre il arrive à Plessis-Lalande.

État actuel. — Émaciation considérable ; le malade, qui est d'une stature élevée (1m78), ne pèse que 117 livres ; les membranes muqueuses sont décolorées ; la peau est grise, sèche, écailleuse ; le teint sub-ictérique ; les traits du visage sont profondément altérés, les yeux caves et largement cernés ; la faiblesse est extrême ; le malade ne peut pas marcher pendant plus de dix minutes sans éprouver une lassitude extrême, des palpitations, de l'essoufflement, des douleurs lombaires, etc. Les accidents dyspeptiques sont à leur summum d'intensité, et M. X... ne vit plus que de bouillon et de lait. *Les puissances viriles sont entièrement abolies depuis dix-huit mois.* A plusieurs reprises, depuis six mois, M. X... a constaté, surtout vers le soir, un œdème plus ou moins considérable des pieds et des jambes.

Le caractère a subi une transformation complète ; il est devenu capricieux, irritable, sombre ; le malade qui était, dit-il, « un gai compagnon, » fuit la société, recherche la solitude et s'y abandonne d'autant plus à la mélancolie qu'il lui est impossible de se distraire, même par la lecture d'un journal. En un mot, il est profondément hypocondriaque et touche à la lypémanie.

Examen du malade. — La percussion et l'auscultation de la poitrine ne révèlent aucune lésion des poumons et du cœur, mais la respiration vésiculaire est faible, l'impulsion cardiaque peu sensible ; le premier temps accompagné d'un souffle anémique prononcé ; le pouls est régulier, petit, dépressible, à 52-54.

Le diamètre splénique est de 12 centimètres 1/2 ; le foie dépasse le rebord costal de 10 centimètres.

Les urines ne contiennent ni albumine ni glycose.

Le malade n'a pas eu d'accès fébriles depuis deux mois.

Le traitement hydrothérapique est commencé dès le lendemain : *douches générales reconstitutives, douches locales résolutives, spléniques et hépatiques.*

12 décembre. — L'état général présente déjà une heureuse modification ; le teint est meilleur, l'appéti plus vif et plus régulier, la digestion plus facile, le malade se sent plus fort, plus dispos intellectuellement et moralement ; tous les jours il lit son journal avec intérêt ; il dort mieux.

Le 3 décembre, à 2 heures de l'après-midi, a eu lieu un accès fébrile, qui s'est reproduit le lendemain, à la même heure ; le 5, une *douche antipériodique* a été administrée à 1 h. 1/2 et l'accès a fait défaut.

Le diamètre splénique est de 10 centimètres ; le volume du foie n'a pas diminué.

12 janvier 1867. — L'état général s'est encore amélioré ; le souffle anémique a disparu ; le pouls est plus fort et bat 60 fois par minute ; les forces physiques renaissent, mais les fonctions digestives et les dispositions intellectuelles et morales laissent encore à désirer. L'impuissance persiste.

Le diamètre splénique est de 4 centimètres 1/2 ; le foie dépasse le rebord costal de 7 centimètres 1/2.

Le 30 décembre, à 4 heures du soir, le malade a ressenti le malaise précurseur de ses accès fébriles, et à 4 heures et un quart un commencement de frisson se manifeste ; une *douche antipyrétique* est immédiatement administrée et l'accès n'a pas lieu.

12 *février*. — Le 27, le 29 et le 31 janvier, M. X... a eu trois accès tierces très-courts et très-faibles, à 9 h. du matin ; le 2 février, à 8 heures et demie, une *douche antipériodique* a été administrée, et l'accès n'a pas eu lieu. Les fonctions digestives s'accomplissent beaucoup mieux ; le malade recherche la société de ses compagnons, au lieu de la fuir ; il fait avec eux de longues promenades, il joue au billard et au whist. Dans la nuit du 7 au 8 février, il a eu un rêve érotique suivi de pollution, et ce réveil de la virilité le comble de joie et d'espérance.

Le diamètre splénique est toujours de 4 centimètres 1/2, mais le foie ne dépasse plus le rebord costal que de 3 centimètres.

12 *mars.* — Le foie est rentré dans ses limites physiologiques ; le malade a retrouvé tous les caractères de son tempérament sanguin congénial, toutes ses forces physiques, intellectuelles et morales, toute son activité ; en un mot, toute la robuste santé dont il a joui depuis sa naissance jusqu'au mois d'octobre 1862. Les fonctions digestives s'accomplissent parfaitement et M. X... pèse 135 livres ; les fonctions génitales ne laissent rien à désirer, résultat que M. X... apprécie d'autant plus, qu'en arrivant il croyait avoir à jamais perdu sa virilité.

M. X.... quitte Plessis-Lalande pour retourner en Afrique.

Cette observation est surtout remarquable à ce point de vue, qu'elle vient à l'appui de toutes les assertions que nous avons répétées tant de fois dans nos diverses publications, et encore dans les pages précédentes.

La fièvre de M. X. est d'origine africaine ; elle est intense, rebelle, et malgré sulfate de quinine et arsenic, elle devient chronique. Le cercle vicieux s'établit entre les hypérémies spléniques et hépatiques d'une part, l'anémie et la cachexie de l'autre. Les accès fébriles irréguliers remplacent la fièvre périodique, et se montrent, à des intervalles variables, tantôt sous le type quotidien, tantôt sous le type tierce, tantôt sous la forme d'accès isolé.

L'impaludisme suit sa marche progressive ; mais l'hypérémie hépatique devient prédominante, et s'accuse non-seulement par l'augmentation croissante du volume du foie, mais encore par l'intensité des troubles digestifs, par le teint sub-ictérique, par les modifications que subissent les facultés intellectuelles et morales, le caractère et, enfin, par l'abolition complète des facultés génésiques.

Nous l'avons dit et nous le redisons ici : sans doute l'hypocondrie, la mélancolie, l'impuissance *peuvent accompagner* la plupart des maladies chroniques parvenues à une période très-avancée, mais elles *accompagnent presque constamment* la congestion chronique du foie, et elles en représentent l'un des caractères symptomatiques les plus importants (1).

Et maintenant, que l'on veuille bien nous dire quelle ressource la thérapeutique offrait au malade, en dehors de l'hydrothérapie.

L'eau froide intervient et démontre successivement de la manière la plus péremptoire :

L'efficacité des douches antipériodiques,
L'efficacité des douches antipyrétiques,
L'efficacité des douches résolutives,
L'efficacité des douches reconstitutives,

et, enfin, *l'efficacité spécifique* que possède la *médication hydrothérapique créée par nous*, pour combattre et pour vaincre les trois ordres de phénomènes morbides qui caractérisent l'impaludisme, et pour obtenir des guérisons radicales et définitives que la thérapeutique médicamenteuse est impuissante à réaliser.

Il a fallu deux mois pour ramener la rate à ses limites physiologiques et diminuer son diamètre vertical de 9 centimètres; il a fallu quatre mois pour diminuer de 10 centimètres le volume du foie, et l'observation de M. X. confirme, par conséquent, la règle générale que nous avons établie; mais il

(1) Voy. *Traité d'hydrothérapie*, pages 806 et suiv.

existe des exceptions, avons-nous dit, et l'observation suivante en fournira un exemple :

Obs. IV. — M. H. est âgé de 32 ans, d'une taille élevée, d'une bonne constitution, d'un tempérament nervoso-sanguin et d'une santé habituelle excellente. Au mois de juillet 1866, étant à Rome, il est pris, tout à coup, et en l'absence de toute cause appréciable, d'un accès fébrile caractérisé par les trois stades de frisson, de chaleur et de sueur, et qui dure trois heures. L'accès passé, M. H. ne ressent plus qu'une légère fatigue ; il se lève, dîne avec appétit, et se croit guéri.

Le lendemain, à la même heure, la fièvre éclate de nouveau ; l'accès est plus prolongé et surtout beaucoup plus violent que celui de la veille ; il est accompagné de vomissements très-douloureux, d'une céphalalgie atroce et de délire. Un médecin est appelé et il prescrit un gramme de sulfate de quinine à prendre au début de l'apyrexie. Un troisième accès n'en a pas moins lieu le lendemain, et il se montre plus violent encore que celui qui l'a précédé. La dose du sulfate de quinine est portée à 2 grammes, le médecin redoutant une fièvre pernicieuse.

Le quatrième accès fait défaut, et le médicament est prescrit à doses décroissantes ; mais au bout de quelques jours il produit des tintements d'oreille, des troubles de la vision, du malaise général, et il est supprimé.

M. H. passe les mois d'août et de septembre à Frascati ; il n'a point d'accès fébriles, mais il se sent « mal en train et très-faible. » Il revient à Rome ; peu de jours après son arrivée, un accès fébrile éclate, et il s'établit une fièvre quotidienne dont les accès, quoique moins violents que ceux du début, exercent néanmoins un influence très-fâcheuse sur la santé générale. Pendant les quinze derniers jours du mois d'octobre des *douleurs très-vives se font sentir dans la région splénique ;* les fonctions digestives s'altèrent ; l'appétit diminue graduellement ; la digestion est difficile, douloureuse (*gastralgie et dyspepsie*). Le malade se refusant à prendre de nouvelles doses de sulfate de quinine, on lui donne du vin de quinquina et l'on applique des sinapismes sur la région splénique.

Vers le 15 novembre, les accès fébriles cessent d'être réguliers, mais pendant tout l'hiver ils se montrent à des intervalles plus ou moins éloignés et avec une intensité variable. Les phénomènes nerveux vont, au contraire, toujours en augmentant, et sont principalement caractérisés par de violentes céphalalgies, l'anorexie, de cruelles douleurs gastriques, des vomissements, des palpitations, de l'essoufflement provoqué par le plus léger exercice. une grande faiblesse musculaire, et une inaptitude absolue pour tout travail intellectuel. Le malade vit presque exclusivement de riz, et se désole d'un état de choses qui interrompt complétement ses études et ses travaux de peinture.

Au mois d'avril 1867, M. H. revient en France et rentre dans sa famille, à la Ferté-sous-Jouarre; les accidents persistent, les vomissements alimentaires sont fréquents, malgré la sévérité du régime, et l'amaigrissement se prononce.

Vers la fin du mois de juin, sans cause connue, se montre un violent accès fébrile, et le malade se décide à prendre un gramme de sulfate de quinine. Vers le 15 juillet, M. H. prend encore une fois un gramme du sel dit fébrifuge.

Dans les premiers jours du mois d'août, le malade se rend aux bords de la mer, près de Cabourg, et il éprouve bientôt une amélioration notable; mais le dixième jour éclate un nouvel accès d'une violence extrême; M. H. prend une nouvelle dose de sulfate de quinine et revient chez lui, fort découragé.

Pendant six semaines la maladie va en s'aggravant M. H. ne mange plus et s'émacie; l'inaction forcée à laquelle il est condamné le plonge dans la misanthropie, la mélancolie, l'hypocondrie; il fuit la société; son caractère est devenu sombre, irritable, difficile.

Vers la fin du mois de septembre, notre cher et excellent ami, M. le docteur Victor Vleminckx, de Bruxelles, est consulté; il conseille l'hydrothérapie méthodique, et s'efforce de combattre les appréhensions, les répugnances, les préjugés du malade à l'endroit de l'eau froide. Fort de ses convictions, fondé sur les résultats qu'il a pu constater dans notre service de l'hôpital militaire de Bruxelles, Vleminckx insiste avec toute l'autorité que lui donnent sa position scientifique et son titre de proche parent du malade, et finit enfin par l'emporter. Le 6 octobre 1867, il m'adresse M. H., qui, le même jour, s'installe à Plessis-Lalande.

État actuel. — Les détails dans lesquels nous sommes entré ont suffisamment fait connaître la situation dans laquelle se trouvait M. H., et, pour éviter des répétitions, nous dirons seulement qu'à son entrée nous constatons une anémie très-prononcée, se traduisant par la décoloration de la peau et des membranes muqueuses, des palpitations fréquentes avec essoufflement, des bruits de claquement valvulaire au premier temps ; les accidents gastralgiques et dyspeptiques sont à leur summum d'intensité; les organes génitaux sont frappés d'impuissance intellectuelle et physique. *Le foie dépasse le rebord costal de* 8 *centimètres, et le diamètre vertical de la rate est de* 11 *centimètres.* De vives douleurs se font parfois sentir dans la région occupée par ce dernier organe.

Le traitement hydrothérapique est commencé dès le lendemain, 7 octobre. (*Douches générales reconstitutives, douches locales résolutives, spléniques et hépatiques.*)

Afin d'éviter des répétitions inutiles, nous ajouterons seulement que M. H. a quitté Plessis-Lalande le 7 décembre, c'est-à-dire au bout de deux mois, dans un état de santé florissant à tous égards. Dans l'observation précédente la durée du traitement a été de quatre mois, mais la fièvre de M. H. était romaine et n'était âgée que de quinze mois, tandis que la fièvre de M. X. était africaine et âgée de huit ans.

Chez M. X., la rate a été réduite de 9 centimètres en deux mois et le foie a été réduit de 10 centimètres en quatre mois.

Chez M. H., le foie a été réduit de 8 centimètres en trois semaines, et il en a fallu six pour réduire la rate de 7 centimètres.

Pourquoi cette différence? Peut-être faut-il en chercher la cause dans les douleurs très-vives et très-prolongées que le malade avait éprouvées dans la région splénique.

Ici encore ont existé une hypocondrie et une impuissance que nous sommes d'autant plus en droit de rattacher à la congestion du foie, que nous les avons vues s'amoindrir en raison directe de la diminution qui s'opérait dans le volume hépatique, et disparaître aussitôt que l'organe a été ramené à ses limites physiologiques.

Si nous n'avons pas la ridicule et outrecuidante prétention d'avoir inventé une *hydrothérapie positive*, nous croyons, du moins, avoir créé une *hydrothérapie scientifique*, déduite des observations et des expérimentations les mieux établies de la physiologie, de la pathologie et de la thérapeutique, et reposant sur des principes et des règles qui en font l'une des *médications les plus rationnelles* dont puisse disposer l'art de guérir.

Que, si nous employons si obstinément les mots d'*hydrothérapie méthodique*, de *médication formulée;* que, si nous proclamons avec une si persévérante insistance l'importance du *procédé opératoire*, du *modus faciendi*, c'est que nous obéissons, que nos lecteurs veuillent bien le croire, à une conviction profonde, basée sur une longue expérience, et dégagée de tout autre intérêt que celui de la science et de l'humanité.

Et comment n'insisterions-nous pas, lorsque, malgré nos affirmations, malgré nos efforts, malgré les nombreuses *démonstrations* que nous avons produites, il est encore tant de malades, il est encore tant de médecins pour lesquels l'hydrothérapie est restée une médication physique et mécanique, une médication qui n'exige que de l'eau, des appareils et des robinets!

Comment n'insisterions-nous pas, lorsque chaque jour nous voyons compromettre la médication et mettre en péril la santé, la vie d'un grand nombre de personnes par des applications hydrothérapiques empiriques, irrationnelles, imprudentes, dangereuses, absurdes, ridicules; lorsque nous voyons, au contraire, les Becquerel, les Collin, les Chautard, les Landry, les médecins qui, sans perdre leur temps à chanter les futurs bienfaits d'une *hydrothérapie* POSITIVE impossible, ont bien voulu se pénétrer de nos doctrines et suivre nos préceptes; lorsque nous voyons les médecins instruits et véritablement *désintéressés* obtenir des résultats entièrement conformes à ceux que nous enregistrons depuis vingt ans!

Nous n'hésitons pas à le dire: l'hydrothérapie ne restera pas dans la thérapeutique ou, tout au moins, n'y occupera point la place qui devrait lui appartenir, si les malades, si les médecins, si les Facultés, si les hommes chargés de veiller à la santé publique et aux progrès de l'art de guérir se refusent à comprendre que l'hydrothérapie est une science d'application qui réclame impérieusement de ses adeptes la réunion de toutes les qualités qui font le bon médecin, le bon chirurgien, le bon observateur.

L'hydrothérapeutiste doit être profondément versé dans l'art de poser le diagnostic et de saisir les indications, car la médication ne doit être que le corollaire de ce diagnostic et de ces indications; il faut qu'il soit un observateur attentif, instruit et sagace; 1° pour constater exactement toutes les modifications que subit la maladie, soit en raison de sa marche naturelle, soit accidentellement, soit sous l'influence du traitement; 2° pour apprécier convenablement les effets physiologiques et thérapeutiques produits par l'eau froide, effets qui varient incessamment suivant les individus, les maladies, les phénomènes morbides intercurrents, les saisons, les influences cosmiques, les influences intellectuelles et morales, etc.; 3° pour établir rigoureusement le rapport qui existe entre ces deux termes, et ici il a besoin d'une conviction bien arrêtée, d'une grande fermeté de volonté et d'une autorité personnelle qui s'impose, non-seulement pour se défendre lui-même contre le *post hoc, ergo propter hoc*, mais encore, et surtout, pour convaincre, dominer, entraîner des malades — et nous parlons des plus intelligents — qui sont toujours disposés à rendre l'hydrothérapie responsable de toutes les sensations désagréables qu'ils peuvent éprouver, de tous les accidents qui peuvent survenir, fût-ce de la chute d'une cheminée qui leur tombe sur la tête! Il faut, enfin, qu'il ait une grande habileté manuelle mise au service d'un homme vif, résolu et animé du feu sacré.

Nous l'avons dit et nous le répétons; l'efficacité, et, à son défaut, l'innocuité de l'hydrothérapie, sont tout entières dans la main qui dirige l'instrument et dans l'intelligence qui guide la main. Il faut donc que la main et que l'intelligence reçoivent une éducation préalable, corroborée par l'habitude et par l'expérience. Or, cette éducation, cette habitude et cette expérience ne peuvent être réalisées que par des Cliniques hydrothérapiques sérieuses, instituées dans les hôpitaux par l'enseignement libre et par l'enseignement officiel.

L'observation suivante est un exemple remarquable, sinon de la nocuité, du moins de l'inefficacité absolue qui, trop souvent, compromet l'hydrothérapie scientifique et méthodique, sous le couvert de l'hydrothérapie empirique ou irrationnelle.

Le 17 juillet 1868, nous recevions de notre éminent collègue et ami, M. Guéneau de Mussy, la lettre suivante, et nous n'avons pas besoin de mettre en relief tout ce qu'elle renferme de fine observation et de juste appréciation, de conscience et de talent :

« Mon cher ami,

« Je vous recommande bien particulièrement le malade qui vous remettra cette lettre. Il a contracté, en Cochinchine, la dysenterie et la fièvre intermittente ; il est revenu en France dans un état d'anémie profonde et de dépression non moins considérable. La face était congestionnée, les lèvres étaient blanches, des souffles anémiques éclatants étaient perçus dans le cœur et dans les artères.

« Un séjour de quelques semaines à Cannes, séjour que je lui avais conseillé pour ne pas l'exposer sans transition aux rigueurs de notre hiver et aux fatigues de la vie parisienne, l'avait amélioré ; il avait repris du teint, des forces, de l'appétit.

« Cependant, quelques anomalies fonctionnelles accusaient encore un trouble de l'innervation. Les toniques et, au printemps, l'hydrothérapie, semblèrent rétablir l'équilibre, mais, soit fatigue produite par les devoirs professionnels, soit l'influence de la malaria parisienne sur un organisme empoisonné récemment par le miasme palustre, soit toute autre cause, M. X..., vers le milieu de juin, fut pris de malaise, d'inappétence, de céphalalgie, de fièvre. Je ne le vis que le troisième jour des accidents, et je trouvai la peau sèche, un peu chaude ; le pouls était d'une fréquence et d'une incohérence inexprimables ; la langue était très-saburrale; la peau était pâle et jaunâtre, Le malade appelait mon attention sur les palpitations qu'il avait déjà, me disait-il, éprouvées au Japon.

« L'examen du cœur ne justifiait pas le désordre fonctionnel. Je fis prendre au malade de la digitale, attendant quelque note révélatrice de la nature de ce singulier mal, et soupçonnant, sous cet appareil symptomatique insolite, quelque retour d'empoisonnement miasmatique.

« Le soir, M. H... eut, pour la première fois, un accès de fièvre intense, caractérisé par du frisson, de la chaleur et de la sueur.

« Le lendemain, je trouvai le malade très-anxieux, oppressé ; l'aspect de la peau et du visage était celui que j'avais observé au retour du Japon ; teint jaune, anémique, avec ces glacis terreux que donne le miasme palustre ; en quelques jours, il semblait que le sang s'était déglobulisé et que l'altération de la crase observée quatre mois auparavant s'était reproduite. Les paupières étaient bouffies, le cœur encore plus désordonné que la veille. Je conclus à l'existence d'une fièvre pernicieuse, à forme cardiaque, et, malgré l'état saburral très-considérable et la sécheresse de la langue, j'administrai *immédiatement* de fortes doses de quinine.

« Le lendemain, je sus que l'accès fébrile avait paru, mais moins fort que la veille, et le pouls était, le matin, calme, parfaitement régulier; la langue s'humectait et se nettoyait, l'appétit renaissait; évidemment, la médication avait frappé juste; je la continuai, et je fis sortir le malade de l'atmosphère parisienne.

« M. H... va mieux, mais il reste anémique, faible; le foie et la rate sont congestionnés, l'hématose et la nutrition ne sont pas revenues à leur type normal. Je crois l'hydrothérapie indiquée, et je vous adresse M. H..., quoiqu'il se soit demandé *si l'hydrothérapie n'avait pas été pour quelque chose dans les désordres fonctionnels du cœur qu'il a éprouvés.* Je lui ai répondu, d'abord, que je croyais à une simple coïncidence, à l'action immédiate de la quinine ; ensuite que l'absence de lésions appréciables du cœur, qui a son volume normal et offre seulement, à l'auscultation, un léger bruit de souffle probablement anémique, dégage l'hydrothérapie de toute responsabilité dans ces accidents. — Mais, comme je le lui ai toujours dit, l'hydrothérapie faite à la frégate, au milieu de l'atmosphère parisienne, au milieu de travaux très-fatigants, n'est pas l'hydrothérapie faite dans le calme, l'air de la campagne, et surtout, n'est pas l'hydrothérapie faite sous votre direction.

« Je vous remets donc, mon cher ami, ce malade entre les mains, certain que vous le guérirez, et je vous en remercie d'avance.

« Recevez mes bien affectueux souvenirs.

« Votre dévoué camarade

« N. GUENEAU DE MUSSY. »

Voici maintenant l'observation que nous avons recueillie, M. H... s'étant le même jour installé à Plessis-Lalande :

OBS. V. — M. H., lieutenant de vaisseau, est âgé de 30 ans ; il est d'une haute stature, d'une constitution robuste, mais d'un tempérament lymphatique ; il a eu pendant son enfance, la rougeole et la scarlatine, mais depuis il n'a jamais été sérieusement malade.

Le 25 février 1865 il s'embarque pour la Cochinchine, et il arrive à Saïgon au mois d'avril ; il y est logé au rez-de-chaussée d'une habitation fort humide construite en bois. Au mois d'avril, en l'absence de toute cause déterminante appréciable, M. H. est pris d'un accès de fièvre, lequel, dans l'espace d'une heure, parcourt ses trois stades de frisson, de chaleur et de sueur. L'accès se reproduit régulièrement pendant une semaine ; le sulfate de quinine est administré à la dose de 1 à 2 grammes ; au bout de quelques jours la fièvre est coupée, mais le malade est faible, pâle-jaunâtre, il éprouve un dégoût invincible pour les viandes et n'a d'ailleurs que très-peu d'appétit.

Au bout d'un mois, M. H. reprend son service, mais l'anorexie persistant, l'anémie et la faiblesse musculaire se prononcent de plus en plus.

Au mois de septembre, M. H. est empoisonné par des moules ; il survient une tuméfaction énorme des membres, une perte absolue de la sensibilité dans les membres pelviens, une urticaire générale accompagnée d'une fièvre ardente, une constipation opiniâtre à laquelle succèdent, au bout de trois jours, de la diarrhée et des vomissements. L'on prescrit d'abord de l'ipéca, puis du sulfate de quinine et du sulfate de soude; plus tard la diarrhée est combattue par le diascordium.

Les accidents se prolongent pendant un mois, l'anorexie, la faiblesse musculaire, l'état nerveux général atteignent une gravité telle, qu'un changement d'air est jugé nécessaire, et l'on envoie le malade à Singapour, où il reste pendant trois semaines pour revenir à Saïgon, où l'anorexie, l'insommie, l'anémie, la prostration complète des forces persistent à peu de chose près au même degré.

Le 7 décembre, M. H. part pour le Japon *Au bout de 3 à 4 jours de mer, une amélioration notable commence à se manifester*, et lorsque le 14 janvier 1866 le malade arrive à Yokohama, il est toujours anémique, son teint est toujours sub-ictérique, mais, somme toute, il se trouve beaucoup mieux.

Au mois d'avril, M. H. part pour Shang-Haï, et s'embarque sur la rivière de Woosung, en plein pays marécageux. Trois semaines après éclate brusquement un accès fébrile, lequel est suivi de huit accès quotidiens. Le sulfate de quinine est prescrit à la dose de 1 gramme, et la fièvre est coupée.

Au mois de mai, M. H. s'embarque pour Tchefoo; *pendant la traversée de mer sa santé s'améliore*, et elle reste assez bonne à Tchefoo, pendant trois mois, *sauf l'anémie et l'ictère qui persistent.*

Le 16 septembre, M. H. se rend sur la côte occidentale de Corée; il y fait une expédition de trois mois, dans de bonnes conditions climatériques, le thermomètre s'abaissant souvent au dessous de 0°, et il s'y trouve assez bien.

Le 26 novembre, M. H. part pour Nangasaki (Japon); il y arrive le 2 décembre et y séjourne quinze jours; le 17, il repart pour Yokohama où il arrive dans les premiers jours de janvier 1867, et y passe trois mois pendant lesquels la température se maintient au dessous de 0°; il fait plusieurs excursions en mer et ne va pas trop mal.

En avril, il se rend à Osaka, sur la mer intérieure du Japon, et à plusieurs reprises il fait des séjours à terre de 3 à 4 semaines en plein pays marécageux. Bientôt la santé s'altère profondément ; l'anorexie, la dyspepsie, la constipation alternant avec la diarrhée, l'anémie, la faiblesse générale font de rapides progrès.

A la fin du mois d'août, M. H. part pour Honkong, et là éclatent des accès fébriles irréguliers. Le sulfate de quinine est de nouveau administré, mais douze accès ont néanmoins lieu, et l'état général s'aggrave de plus en plus. Au mois de septembre, de vives douleurs se font sentir dans la région hépatique et dans l'épaule droite ; *les facultés génésiques sont complétement abolies.*

Le 5 octobre, M. H... est obligé de garder le lit ; le 15, le conseil de santé décide qu'il y a lieu de le renvoyer en France ; le 28, le malade quitte Honkong, le 2 décembre il arrive à Marseille et le 4 à Paris.

Maintenant, quelques mots seulement pour compléter la lettre de Guéneau de Mussy.

Pendant le séjour à Cannes, le docteur Buttura prescrit du fer, du vin de quinquina, des amers, etc. M. H... revient à Paris le 27 février 1868, et il y continue l'usage des toniques sans éprouver d'amélioration très-marquée.

Au mois de mars, Guéneau de Mussy conseille au malade de se rendre à Plessis-Lalande pour y être soumis à un traitement hydrothérapique méthodique, mais M. H... est impérieusement retenu à Paris par ses devoirs, et c'est à la *Frégate* qu'il va réclamer le secours de l'eau froide.

Pendant trois mois, M. H... subit à la Frégate un traitement hydrothérapique qui consiste exclusivement en une douche générale en pluie et en jet, prise chaque matin, vers dix heures. On ne lui administre ni douche splénique ni douche hépatique.

Ce traitement, au dire du malade, ne lui a procuré aucun soulagement, et il l'accuse d'avoir déterminé les désordres fonctionnels du cœur mentionnés par Guéneau de Mussy.

Le 7 juin éclate un accès fébrile intense; il est accompagné de violentes palpitations et d'une céphalalgie très-aiguë ; le 12, après plusieurs accès quotidiens, se montre l'accès que Guéneau de Mussy considère comme pernicieux ; le sulfate de quinine est administré, mais 16 accès quotidiens ont encore lieu régulièrement à 5 heures du soir. Au bout de six jours, le sulfate de quinine donné à la dose de 1 gramme produit des troubles de la vision, des douleurs gastriques et des vomissements. On prescrit du bismuth.

Le 18 juin, sur le conseil de Guéneau de Mussy, le malade quitte Paris et se rend à Gournay, près Lagny; bien que le site soit très-élevé et très-aéré, cinq accès y ont encore lieu ; cependant la fièvre est coupée le 23, et dès lors le sel quinique n'est plus donné que tous les deux, trois et quatre jours, jusqu'au 15 juillet, jour où M. H... revient à Paris. Le surlendemain, Guéneau de Mussy, insistant sur la nécessité d'un traitement hydrothérapique méthodique, M. H... vient s'installer à Plessis-Lalande.

État actuel. — Anémie profonde; décoloration complète des membranes muqueuses; souffle très-prononcé au cœur et dans les grosses artères. Teint cachectique jaune-paille. « Je suis pour le moment de la race jaune, me disait M. H..., mais j'espère bien que vous me rendrez les caractères de la race blanche, à laquelle j'appartiens par droit de naissance. » Palpitations, essoufflement, anorexie, dyspepsie, douleurs spléniques très-vives, en un mot, tout l'ensemble des phénomènes morbides qui ont été indiqués ci-dessus.

Le diamètre vertical de la rate est de 11 centimètres; le foie dépasse le rebord costal de *7 centimètres.*

Le traitement est commencé le même jour, et nous n'en indiquerons pas ici toutes les phases ; disons seulement que, sous l'influence des douches générales reconstitutives et *des douches résolutives spléniques et hépatiques*, la santé du malade s'est graduellement et régulièrement améliorée, et que le 2 octobre, M. H... quittait Plessis-Lalande dans l'état suivant :

Teint très-blanc et très-animé, embonpoint notable, appétit très-vif, digestion excellente, pouls plein et fort; depuis un mois, M. H... a fait, sans en éprouver la moindre fatigue, plusieurs grandes chasses ; aucun accès fébrile n'a eu lieu à Plessis-Lalande ; *le diamètre vertical de la rate est de 5 centimètres, le foie ne dépasse plus le rebord costal;* toutes les fonctions s'accomplissent parfaitement; en un mot, la santé ne laisse rien à désirer.

Il est intéressant de rapprocher cette observation de celle de M. le comte X..., que nous avait également adressé Guéneau de Mussy, et dont nous avons rapporté l'histoire dans notre premier fascicule de la *Clinique hydrothérapique de Plessis-Lalande* (p. 39).

En Cochinchine et au Japon comme au Mexique, les mêmes influences sont exercées d'un côté par l'atmosphère maritime, la navigation sur mer, l'abaissement de la température au-dessous de 0°, la salubrité du climat ; et, de l'autre côté, par le séjour à terre, la navigation sur les fleuves, la température élevée, la réunion de mauvaises conditions hygiéniques, les fatigues, l'insalubrité des localités.

En Cochinchine comme au Mexique, le sulfate de quinine, administré méthodiquement aux doses les plus élevées, coupe les accès fébriles périodiques, mais reste absolument impuissant contre les accès irréguliers, les congestions viscérales et, par conséquent, contre les progrès incessants de l'anémie et de la cachexie paludique.

En Cochinchine comme au Mexique, les modificateurs hygiéniques favorables améliorent les fonctions digestives, suppriment pour un certain temps les accès fébriles, raniment les forces, produisent, en un mot, une amélioration considérable de l'état général, *mais les congestions viscérales persistent*, et à la première occasion les accès fébriles éclatent de nouveau, et l'on voit réapparaître tout le cortége des accidents locaux et généraux.

Enfin, pour la fièvre cochinchinoise comme pour la fièvre mexicaine il faut, pour obtenir la guérison, — une guérison complète et définitive, — il faut l'intervention d'une *médication spécifique*, d'une médication capable de satisfaire aux trois indications thérapeutiques que présentent, dans l'impaludisme chronique, l'état pyrétique, l'état hypérémique et l'état hémopathique; il faut l'intervention de l'*hydrothérapie*, mais non celle d'une hydrothérapie quelconque ; il faut, de toute nécessité, sous peine d'insuccès, d'inefficacité et peut-être de nocuité, l'intervention de *la médication hydrothérapique méthodique*, *formulée*, que nous avons instituée pour le traitement de l'intoxication paludique.

Et, en effet, *pendant trois mois*, M. H... suit un *traitement hydrothérapique* à Paris, et ce traitement ne produit qu'un soulagement momentané. Pourquoi ? Parce que ce traitement est empirique, irrationnel ; parce que le malade, ne recevant ni douches spléniques ni douches hépatiques, les hypérémies viscérales persistent, et que, ces hypérémies persistant, le sang ne peut se reconstituer, le malade reste anémique, cachectique, et par conséquent il reste *impaludé* et exposé aux incessants retours de la *fièvre paludéenne*.

A Plessis-Lalande, c'est à mesure que les douches spléniques et hépatiques amènent la résolution graduelle des hypérémies viscérales que le sang se reconstitue, que les signes de l'anémie et de la cachexie s'effacent peu à peu, et ce n'est que lorsque la rate et le foie sont rentrés dans leurs limites physiologiques que la guérison se montre complète et définitive.

Et voici pourquoi Monneret n'a pas été suffisamment explicite en disant que dans le traitement des fièvres intermittentes et des congestions hépatiques, la médication la plus puissante et la plus sûre est *l'hydrothérapie.*

L'hydrothérapie tout court, c'est trop peu, et cette indication trop laconique ne peut qu'induire en erreur les médecins et les malades, et leur préparer de fâcheuses déceptions.

Il fallait dire *l'hydrothérapie méthodique*, *l'hydrothérapie formulée.*

DE L'HÉMOPATHIE.

Nous avons dit, le 30 décembre 1863, dans l'amphithéâtre de l'hôpital militaire de Bruxelles :

« Sous l'influence de certaines conditions telluriques et atmosphériques, il se développe une maladie qui a reçu les noms de *fièvre intermittente*, *fièvre d'accès*, *fièvre des marais*, *fièvre paludéenne*, *paludeuse*, *paludique*, *lymnhémique*, de *typhus paludique*, etc. (d'*affection effluvienne*, *d'intoxication paludique*, *d'impaludisme*, etc.).

« Cette maladie est-elle le résultat d'un empoisonnement produit par l'introduction dans l'économie d'un miasme, d'insectes, de spores, de germes provenant d'un travail de fermentation ?

« L'action de l'agent toxique s'exerce-t-elle de prime abord sur le sang, sur la rate ou sur le système nerveux ?

« La maladie n'est-elle qu'une névrose, dont il faut chercher la cause morbigène dans les vicissitudes, dans les conditions physiques ou dans la composition chimique de l'atmosphère ?

« Nous ne nous arrêterons pas à poursuivre la solution de ce problème, car, dans l'état actuel de la science, nos efforts n'aboutiraient qu'à des hypothèses, dût-on faire intervenir, à l'exemple de Burdel, la *force catalytique* de Berzélius.

« Quoi qu'il en soit, la cause morbigène de la maladie paludique nous paraît exercer son action première sur le système nerveux.

« Le trouble de l'innervation se traduit, tout d'abord, par des accès fébriles ordinairement périodiques, et ensuite par une *asthénie de la circulation capillaire*; par un trouble fonctionnel de cette circulation, lequel devient, *par lui-même*, la cause d'autres phénomènes morbides, de *congestions viscérales*, et dès lors surviennent l'altération du sang, l'anémie, la cachexie, les hydropisies, etc.

« Le trouble de la circulation capillaire et l'altération du sang réagissent sur le système nerveux, et alors s'établit ce CERCLE VICIEUX qui est formé par les réactions réciproques du système nerveux sur la circulation capillaire et le sang, et de la circulation capillaire et du sang sur le système nerveux.

« L'une des moitiés de ce cercle, entrevue par les anciens, qui considéraient le sang comme le stimulant et le régulateur des nerfs, a été expérimentalement démontrée par les observateurs qui ont suivi Harvey, bien que Gerdy ait pu, avec toute justice, reprocher aux physiologistes et aux pathologistes de son époque de ne point tenir un compte suffisant du rôle immense que joue la circulation capillaire dans l'organisme sain ou malade.

« L'autre moitié a été théoriquement indiquée par Andral qui, en 1829, affirmait l'existence d'une congestion sanguine *asthénique*, reconnaissant pour cause *une diminution de la tonicité des vaisseaux capillaires*; elle a été anatomiquement établie par Henle, Stilling, Schiff, à qui l'on doit la découverte des *nerfs vaso-moteurs*, et elle a été, enfin, expérimentalement démontrée par Cl. Bernard.

« C'est ce cercle vicieux que m'a révélé, dès 1847, l'étude attentive, scientifique de l'action et de l'efficacité des modificateurs hydrothérapiques; de là, le rôle prépondérant que j'ai attribué, en ce qui concerne la plupart des maladies chroniques, *à la diminution de la tonicité, de la contractilité des vaisseaux capillaires, à l'asthénie, à l'adynamie, à l'anémie, aux congestions viscérales ;* de là, les doctrines de physiologie pathologique et de physiologie curative, de pathogénie et de thérapeutique qui m'ont *expliqué* les succès *empiriques* de Priessnitz, et qui sont devenues la base scientifique, rationnelle de l'hydrothérapie de Bellevue, — de Schwalheim, de Bruxelles, de Mondorf et de Plessis-Lalande.

« Et maintenant, appliquons ces données au traitement de la *maladie paludique,* et voyons si elles ne nous fournissent pas l'explication de l'efficacité restreinte de la thérapeutique usuelle et de l'efficacité spécifique de l'hydrothérapie ; voyons si la théorie et les faits ne se prêtent pas un mutuel et réciproque appui.

« Le sulfate de quinine, les douches froides antipériodiques, les perturbateurs du système nerveux peuvent guérir *la maladie paludique* lorsque, coupant *la fièvre intermittente initiale,* ils se rendent maîtres, du même coup, de la *lésion nerveuse* dont la *fièvre intermittente* est l'une des manifestations, *avant que cette lésion ait porté un trouble profond dans la circulation capillaire.*

« Le sulfate de quinine, les douches antipériodiques et antipyrétiques, les perturbateurs du système nerveux peuvent couper la fièvre intermittente initiale sans guérir la maladie paludique, lorsqu'ils ne se rendent pas maîtres de la lésion nerveuse qui jette le trouble dans la circulation capillaire.

« Lorsque le sulfate de quinine, *à doses pertur-*

batrices (1 à 2 grammes), est resté impuissant contre la lésion nerveuse, il ne peut plus, à ces mêmes doses, qu'aggraver la maladie paludique, en raison de l'action stupéfiante qu'il exerce sur le système nerveux ; action qui tend à diminuer la force de résistance que le système nerveux peut opposer à l'influence qu'exercent sur lui l'allanguissement de la circulation capillaire et l'altération du sang.

« Lorsque le *cercle vicieux* est établi, la thérapeutique usuelle a raison d'abandonner le sulfate de quinine *à doses perturbatrices*, pour recourir aux toniques, aux corroborants, aux excitants, au quinquina, à l'arsenic, au vin, etc., mais les agents dont elle dispose n'agissent pas directement sur les hypérémies viscérales ; ils n'ont qu'une influence indirecte, restreinte et d'autant plus infidèle que les fonctions de digestion, d'assimilation, de nutrition, sont plus affaiblies.

« Mais les découvertes physiologiques modernes prouvent que les *congestions asthéniques* qui se montrent dans la *maladie paludique*, ne doivent pas être rattachées « à une force inhérente au sang, « à une sorte de pléthore, mais à une diminution « de la tonicité des vaisseaux capillaires » (Marey), produite elle-même par un affaiblissement de l'action exercée sur ces vaisseaux par les nerfs vasomoteurs ; et comme, suivant Marey et la plupart des physiologistes, « il semble que ces influences « nerveuses sur la circulation se produisent le plus « souvent sous forme d'actions réflexes, » il est rationnellement, scientifiquement indiqué d'avoir recours à un agent qui, par action réflexe, exerce une stimulation puissante sur le système nerveux, et, par conséquent, sur les vaisseaux et la circulation capillaire (1). »

Or, cet agent, c'est l'*hydrothérapie*, et, en ce qui concerne particulièrement la *maladie paludique*, c'est *la médication hydrothérapique méthodique et formulée* que nous avons créée, et dont l'efficacité constatée entre nos mains par 286 observations, l'a été d'une manière non moins éclatante par Becquerel, Collin, Chautard, Dauvergne, Marmisse, etc.

Dans les pages précédentes, nous avons mis en lumière, une fois de plus, la remarquable efficacité des douches froides générales formulées et perturbatrices contre l'état pyrétique paludéen, et l'efficacité *spécifique* des douches froides locales et résolutives contre les hyperémies paludiques de la rate et du foie ; dans ce dernier chapitre de notre travail, nous avons à nous occuper des douches reconstitutives opposées à l'état hémopathique que détermine l'intoxication palustre, mais ici la question est complexe, parce que l'hémopathie est spécifique, et qu'elle se présente avec des caractères particuliers.

Ainsi, dans le traitement des hémopathies qui se rattachent au tempérament lymphatique, à la chlorose, aux diverses anémies, à la scrofule, aux cachexies tuberculeuse, cancéreuse, syphilitique, etc. l'action reconstitutive de l'hydrothérapie s'explique par l'influence qu'exerce l'eau froide sur le système nerveux périphérique par action réflexe ; sur le système nerveux tout entier, et dès lors sur la circulation capillaire et sur toutes les grandes fonc-

(1) *Cours clinique d'hydrothérapie*, p. 16 et suiv.

tions de l'organisme : respiration, calorification, digestion, assimilation, nutrition, absorption, sécrétion, etc.

Dans ces circonstances, l'hydrothérapie scientifique ne fait intervenir que *les douches froides générales excitantes*, et elle rejette non-seulement toutes les pénibles et irrationnelles pratiques de l'hydrothérapie empirique (*enveloppements, ceinture mouillée, frictions partielles, bains de siége, de pieds*, etc.), mais encore l'emploi de tout autre de ses propres modificateurs.

Mais, lorsque l'hémopathie est accompagnée d'hypérémies viscérales, — que celles-ci soient primitives ou consécutives, — il s'établit le *cercle vicieux* sur lequel nous avons tant insisté depuis vingt ans, et qui résulte de l'étroite connexité qui existe entre l'élaboration du sang et l'existence de congestions viscérales.

Plus l'anémie et l'asthénie générale sont anciennes et profondes, plus il est difficile d'obtenir la résolution des congestions.

Plus les congestions sont anciennes et considérables, plus il est difficile de rétablir l'harmonie, l'équilibre de la circulation capillaire générale, et de reconstituer le sang.

C'est ce cercle vicieux qui, pour la thérapeutique médicamenteuse, rend si difficile, pour ne pas dire impossible, la guérison des anémies, des asthénies, des névropathies générales qui accompagnent les congestions chroniques de l'utérus, du foie, des reins, etc.

Pour échapper à ce cercle vicieux, il faudrait, en effet, pouvoir faire intervenir une médication complexe, *agissant directement, d'une part, sur la con-*

tractilité, sur la tonicité des vaisseaux capillaires généraux et, d'autre part, sur les organes hypérémiés; or, la thérapeutique médicamenteuse ne possède pas une semblable médication, tandis que l'hydrothérapie scientifique atteint le double but que nous venons d'indiquer, au moyen d'un *modificateur physiologique* dont elle a *expérimentalement démontré* le mode d'action et l'efficacité.

Et voici pourquoi nous avons appelé l'hydrothérapie une MÉDICATION SPÉCIFIQUE, n'ayant pas de succédané médicamenteux connu, — nous dirions volontiers *possible,* — et ne pouvant être que très-imparfaitement remplacée par certains modificateurs hygiéniques, tels que la marche, la gymnastique active et passive, le séjour sur les montagnes, la navigation maritime, etc.

Et maintenant, ne devient-il pas évident que l'hydrothérapie méthodique est, et doit être, le traitement par excellence, le *traitement spécifique* de *l'impaludisme chronique*, c'est-à-dire de la maladie dans laquelle se présente le plus constamment, et à son summum, le cercle vicieux formé entre les lésions de la circulation capillaire et l'hémopathie d'une part, et les hypérémies viscérales, de l'autre, comme elle est le *traitement spécifique* des congestions chroniques de l'utérus, du foie, des reins, accompagnées d'anémie, d'asthénie, de névropathie générale, etc.

Sans remonter au delà du présent travail, les observations que nous y avons insérées démontrent :

1° Que la médication hydrothérapique formulée, que nous avons instituée guérit l'impaludisme chronique rebelle à toutes les ressources de la thérapeutique médicamenteuse ;

2° Qu'elle le guérit, en agissant directement, d'une part, sur la tonicité des vaisseaux capillaires par ses douches froides générales excitantes, et, d'autre part, sur les hypérémies viscérales, par ses douches froides locales résolutives ;

3° Que l'emploi simultané de ces deux espèces de douches est indispensable si l'on veut obtenir une guérison rapide et durable.

Ce que nous voulons établir maintenant, c'est : 1° que l'hydrothérapie méthodique elle-même éprouve de sérieuses difficultés et exige un traitement relativement long, lorsque l'anémie, l'asthénie, la cachexie étant très-profondes, elles se rattachent à des hypérémies considérables et *fort anciennes* ayant amené des lésions plus ou moins prononcées dans la structure intime des organes ; 2° que ces difficultés deviennent encore plus graves lorsque le malade présente, congénialement ou accidentellement, une constitution mauvaise ou détériorée, un tempérament lymphatique, mou, sans réaction dynamique ; lorsqu'il existe une maladie antérieure grave, telle que albuminurie, glycosurie, gastro-entérite chronique, etc. ; 3° que dans ces conditions, il est toujours difficile, parfois impossible, de ramener le foie et la rate à leur état anatomique et physiologique normal, et que la persistance d'une lésion hépatique ou splénique peut apporter un obstacle insurmontable à la guérison complète de l'hémopathie et, par conséquent, de l'impaludisme, ou plutôt de l'état morbide qui en est la transformation.

Les observations suivantes, non comprises dans

nos statistiques puisqu'elles ne sont pas terminées, justifieront ces propositions.

Le 29 mars 1868, M. A... (de Nice), s'installait à Plessis-Lalande, et nous remettait les deux lettres suivantes :

Monsieur et honoré confrère,

Voici très-succinctement l'histoire du malade que j'ai l'honneur de vous adresser :

Il y a dix ans, M. A... fut pris, à Arles, d'une névralgie faciale périodique et quotidienne, qui, pendant un mois, se fit sentir tous les soirs, se reproduisit pendant les automnes suivants, et finit par dégénérer en fièvre intermittente régulière que n'ont pu couper les amers, le sulfate de quinine, l'arsenic employés avec énergie et persévérance ; l'iodure de potassium n'a pas eu plus de succès. Une saison passée à Saxon a produit une poussée dont je ne saurais préciser la nature.

Enfin, l'on a essayé, à Nice, les douches froides, mais le malade a suspendu le traitement après la troisième, prétendant ne pas réagir d'une manière satisfaisante.

M. A... s'est adressé à moi il y a quelques jours, et voici ce que j'ai constaté : le foie et la rate douloureux à la pression et hypérémiés ; des symptômes d'irritation gastro-intestinale ; anorexie, dyspepsie et gastralgie ; anémie, faiblesse générale, palpitations, accès de dyspnée.

Toutes les nuits, de 2 à 3 heures, accès fébrile. Le sulfate de quinine a été employé de toutes les façons : à l'intérieur, en frictions, endermiquement et jusqu'à produire des bourdonnements d'oreille ;

l'arsenic a déterminé de vives douleurs dans l'œsophage et dans l'estomac et des aphthes dans la bouche.

Je me demande si, dans l'essai hydrothérapique qui a été fait, ce n'est pas le *modus faciendi* qu'il faut incriminer ; j'insiste pour qu'une nouvelle épreuve soit tentée, et ce n'est pas sans peine que je suis parvenu à vaincre les répugnances, les craintes du malade. Mais je veux être *sûr* que, cette fois, la médication donnera tout ce qu'elle peut donner, et, à cet effet, je ne saurais mieux faire que de remettre mon malade aux mains du créateur de l'hydrothérapie rationnelle.

Veuillez agréer, etc. Dr CORPORANDY.

Nice, 25 mars 1868.

Monsieur et honoré confrère,

Le malade qui vous remettra ces lignes est bien détérioré, et je crois que l'hydrothérapie peut seule améliorer son état d'abord, et ensuite le ramener à la santé, si toutefois la chose est possible.

Depuis plusieurs années, il est atteint d'une fièvre paludéenne contractée à Arles ; à diverses reprises, il a été saturé de sulfate de quinine, sans pouvoir se débarrasser de ses accès fébriles qui reviennent toujours à des intervalles plus ou moins éloignés.

Aujourd'hui, M. A... est en proie à une double cachexie : la cachexie paludéenne et la cachexie quinique ; l'anorexie est permanente, la faiblesse extrême, le malade est profondément démoralisé ; et, son état empirant de jour en jour, j'ai déclaré, dans une récente consultation, que je ne croyais pas qu'on dût recourir de nouveau aux agents pharmaceutiques ; que la seule ressource qui restât était le traitement par l'eau froide, mais à la condition que ce traitement serait suivi à Plessis-Lalande.

Si je me permets, Monsieur et honoré confrère, de vous *recommander* ce malade, c'est que je tiens singulièrement à réhabiliter l'hydrothérapie dans nos contrées, où elle est trop souvent compromise par de prétendus hydropathes.

Veuillez agréer, etc.

Dr BARBAROUX.

Brignolles, 14 mars 1868.

Voici maintenant l'observation complète et détaillée du malade :

OBS. VI. — M. A... est âgé de 33 ans, d'un tempérament lymphatique très-prononcé. Dans son enfance, il a eu la rougeole ; vers 14 ans, sans cause appréciable, un ictère bénin ; il a éprouvé parfois des palpitations, mais, somme toute, la santé a été bonne jusqu'en 1858.

A cette époque, M. A... habitait Arles ; au mois de septembre, après une partie de chasse faite en pleine Camargue, c'est-à-dire au milieu de marais, M. A... ressent, le soir, à la nuque, une vive douleur qui gêne les mouvements du cou, et ne cesse qu'au bout de deux heures. Le lendemain, et pendant une quinzaine de jours, la même douleur se fit sentir tous les soirs, au moment du coucher du soleil ; elle était plus vive qu'au début, et était accompagnée d'irradiations douloureuses dans le cou et le muscle trapèze ; les accès duraient de deux à trois heures.

Pendant une seconde quinzaine, les accès devinrent bi-quotidiens ; ils avaient lieu le matin à 8 heures et le soir à l'heure ordinaire ; le malade se sent légèrement affaibli, mais, somme toute, sa santé générale n'est pas mauvaise, et il n'a éprouvé aucun des phénomènes qui caractérisent la fièvre.

Les accès douloureux disparaissent spontanément au bout du mois.

En 1859, au mois de septembre, c'est-à-dire à la même époque, les accidents se reproduisent identiquement les mêmes, si ce n'est que les douleurs sont plus intenses et qu'elles s'irradient vers le vertex, les gencives, les tempes et les yeux. Tout disparaît encore une fois au bout d'un mois ; cette fois-ci l'on a prescrit quelques prises de sulfate de quinine, mais l'action du médicament n'a pu être appréciée.

En 1860, à la même époque, retour des mêmes accidents. Au trentième jour, l'on donne du sulfate de quinine à la dose de 50 et de 75 centigrammes ; mais la maladie se prolonge encore pendant quinze jours, et ne cesse qu'après une durée totale de six semaines.

En 1861 et 1862, les choses se passent absolument comme en 1860.

En octobre 1863, les mêmes accidents se reproduisent pour la sixième fois ; au bout de trois semaines, M. A... quitte Arles pour se rendre à Nice, et dans cette nouvelle résidence la maladie ne disparaît qu'après avoir accompli sa durée totale de six semaines, malgré l'administration du sulfate de quinine. En cette année, et pour la première fois, les douleurs furent accompagnées d'un mouvement fébrile, caractérisé par un frisson se faisant sentir à la nuque ou aux reins, et suivi d'une chaleur modérée.

En 1864, c'est au mois d'août que reparaît la maladie ; il n'existe plus aucune espèce de douleurs, mais tous les soirs, au moment du coucher du soleil, il se manifeste un accès fébrile qui ne présente que les deux stades de frisson et de chaleur, et qui dure jusqu'à 9 heures du soir. Cette fièvre quotidienne ne cesse qu'au bout de deux mois et demi.

Au mois de mai 1865, des taches rosées se montrent sur la peau, quelques pustules se développent sur le cuir chevelu, et plusieurs accès fébriles ont lieu, mais cette fois-ci ils sont atypiques, irréguliers. Le malade maigrit et se plaint d'éprouver de la faiblesse dans les membres supérieurs et inférieurs.

M. le docteur Girod envoie le malade aux bains de Saxon ; et pendant 25 jours, M. A... y prend un bain quotidien. L'éruption disparaît, les accès fébriles cessent, l'état général devient meilleur, et le malade revient à Nice assez satisfait.

Au mois d'octobre, éclatent de nouveau plusieurs accès fébriles irréguliers.

En 1866, des accès fébriles se montrent au mois d'août et se prolongent jusqu'en décembre : ils sont plus intenses et présentent maintenant le troisième stade, la sueur devenant de plus en plus abondante.*Du sulfate de quinine est administré dès le premier accès*, mais il reste sans effet, ainsi que le valérianate de quinine, les amers, les feuilles d'olivier, etc. La santé générale subit une atteinte profonde : anorexie, dyspepsie, insomnie, amaigrissement et affaiblissement progressifs.

En juin 1867, la fièvre redevient quotidienne ; les accès sont très-intenses et très-longs ; ils commencent à 7 heures 1/2 du soir et ne cessent que vers 4 heures du matin ; l'état général s'altère de plus en plus ; le sulfate de quinine, porté à la dose de 80 centigrammes, et le valérianate de quinine restent sans effet. Vers la fin de juillet, M. A... se rend à Vals, et pendant 25 jours il boit quotidiennement jusqu'à vingt verres d'eau de la source Dominique, le docteur Chabannes *lui faisant, d'ailleurs, continuer l'usage du sulfate de quinine.* Les accès sont supprimés pendant les huit premiers jours, mais alors ils éclatent de nouveau pour ne plus cesser.

Le malade revient à Nice, où a lieu une nouvelle apyrexie de huit jours, mais les accès s'étant reproduits, M. A... se rend à la campagne, dans une localité très-salubre et élevée de 800 pieds au-dessus du niveau de la mer ; sauf quelques jours de rémission, la fièvre y conserve tous ses caractères.

En octobre, les accès persistant, l'on prescrit la liqueur de Fowler, à la dose de 5 gouttes par jour ; ce traitement est continué pendant un mois et demi sans aucun succès. En décembre, le malade réunit dans une consultation le docteur Girod (de Nice), More (de Grasse) et Corporandy (de Nice) ; ces honorables confrères prescrivent l'arséniate de soude. Cependant, les accès persistent, les accidents dyspeptiques sont à leur summum, le malade éprouve de fréquentes et très-pénibles palpitations, surtout pendant les accès, et la faiblesse générale devient telle, qu'il est obligé de garder le lit.

M. A... revient à Nice pour y suivre un traitement hydrothérapique ; *on lui administre des douches générales* D'UNE DURÉE DE 2 A 3 MINUTES (!!), mais *la réaction ne s'opère pas ;* chaque douche est suivie de malaise et d'une extrême fatigue. Le quatrième jour, le malade se refuse à continuer.

En janvier 1858, la fièvre cesse et la santé générale subit une légère amélioration.

Dans les premiers jours de mars, tous les accidents se reproduisent plus intenses que jamais, et le malade tombe dans un état cachectique fort grave ; l'amaigrissement, l'affaiblissement sont extrêmes, et, si le malade essaye de se lever dans la journée pendant quelques heures, les membres inférieurs s'infiltrent.

Vers la fin du mois, MM. les docteurs Corporandy, Barbaroux et Yvan conseillent au malade de se rendre à Plessis-Lalande et, comme nous l'avons dit, le malade s'y installe le 29.

Etat actuel. — Anémie, cachexie, asthénie générale à leur summum d'intensité ; M. A... a l'aspect d'un phthisique, ou plutôt encore d'un cancéreux, parvenu à la dernière période de la maladie ; il ne mange pas, il ne dort pas, il se plaint de palpitations, d'essoufflement, et il peut à peine se traîner.

Il a, presque chaque nuit, un accès fébrile irrégulier, présentant tantôt les trois stades, tantôt deux d'entre eux, tantôt un seul (frisson ou chaleur). Parfois les accès éclatent à la même heure pendant plusieurs jours de suite, mais ordinairement ils se montrent à des heures très-variables, depuis 7 heures du soir jusqu'à 4 ou 5 heures du matin. La sueur est tantôt très-abondante, tantôt médiocre ou nulle ; le frisson ne dure quelquefois qu'une demi-heure ; d'autres fois, il se prolonge pendant trois, quatre et même cinq heures. Les accès violents sont suivis d'un malaise très-pénible et d'une grande prostration.

Le malade se plaint d'éprouver souvent des douleurs plus ou moins vives dans les régions hépatique et splénique.

Le foie dépasse le rebord costal de 13 centimètres. Le diamètre vertical de la rate est de 17 1/2 centimètres.

L'examen le plus attentif ne fait découvrir aucune lésion au cœur ni dans les poumons ; les urines ne contiennent ni albumine ni glycose.

Le traitement hydrothérapique est commencé dès le lendemain 30 mars ; le malade ne s'y soumet qu'avec répugnance et terreur, mais, dès les premières *douches générales en pluie et en jet*, D'UNE DURÉE DE CINQ SECONDES, il constate que la *réaction est instantanée, facile, et que chaque douche est suivie d'une fort agréable sensation de force et de bien-être.* Dès lors, il prend confiance, et attend avec impatience les heures de ses douches bi-quotidiennes.

15 *avril.* — La durée des douches générales a été graduellement augmentée (10 à 15 secondes), et l'on a commencé l'administration des *douches spléniques et hépatiques.*

Les accès fébriles, qui se sont montrés presque chaque nuit, sont en général moins intenses et moins longs. L'état général présente déjà une notable amélioration ; l'appétit renaît, la dyspepsie a diminué, le teint est un peu moins blafard, jaune-verdâtre; le sommeil est meilleur, le malade se sent plus fort ; ce changement est assez marqué pour que madame A..., qui avait accompagné son mari avec la pensée qu'elle ne pourrait point le laisser privé de ses soins incessants, se décide à retourner à Nice, où l'appellent ses enfants et le soin de ses affaires.

29 *avril.* — L'amélioration de l'état général a fait de nouveaux progrès ; les fonctions digestives s'accomplissent assez bien, les forces augmentent, le teint s'anime. *Le foie a diminué de* 6 *centimètres et la rate de* 8. Néanmoins, le malade se plaint toujours d'éprouver souvent de vives douleurs dans les régions splénique et hépatique, ainsi que dans les épaules, et les accès fébriles persistent.

Les douches sont fort bien supportées, la réaction est excellente, et l'état général permet aujourd'hui de combattre la fièvre directement par des *douches formulées* qui seront commencées dès demain.

15 *mai.* — Les accès fébriles ont été combattus soit par des *douches antipériodiques*, lorsque pendant trois ou quatre jours ils se sont montrés aux mêmes heures, soit par des *douches antipyrétiques*, lorsqu'ils ont été atypiques, et, dans ce dernier cas, des douches ont été administrées, suivant les circonstances, à toutes les heures de la nuit, depuis 7 heures du soir jusqu'à 5 h. du matin. Quelquefois elles ont été bi-nocturnes (9 ou 10 heures du soir et 3 ou 4 heures du matin).

Les effets généraux de ces deux sortes de douches ont été de *retarder* les accès et de les rendre moins longs et moins intenses.

L'état général est relativement bon. Le foie dépasse encore le rebord costal de 6 centim. ; mais le diamètre vertical de la rate n'est plus que de 7 1/2 centimètres.

29 *mai.* — Le malade a eu plusieurs jours d'apyrexie complète ; les accès ne se montrent plus que de trois à cinq heures du matin ; ils sont courts et peu intenses. La nuit n'est donc plus troublée, et le malade goûte un sommeil calme et réparateur qu'il ne connaissait plus depuis longtemps.

Le foie dépasse encore le rebord costal de 4 1/2 centimètres, mais la rate peut être considérée comme rentrée dans ses limites physiologiques, son diamètre vertical n'étant plus que de 5 centimètres, et M. A. étant d'une stature élevée.

5 *juin.* — Depuis le 29 mai la fièvre a fait complétement défaut. L'on cesse les douches nocturnes.

14 *juin.* — La fièvre n'a pas reparu ; toutes les fonctions s'accomplissent bien, M. A « *se sent guéri* » et il annonce qu'il est impérieusement rappelé à Nice par les devoirs de sa charge.

Nous ne le laissons partir qu'à regret, *parce que le foie dépasse encore le rebord costal de 2 centimètres.* « Mais, lui disons-nous, *vous n'êtes pas* GUÉRI, car le foie « n'est pas complétement rentré dans ses limites physio- « logiques, et aussi longtemps que cet organe dépassera « le rebord costal, vous serez exposé à des retours fé- « briles et, par conséquent, à une rechute. »

Nos instances restent vaines, et M. A. nous quitte en nous promettant, toutefois, que son absence ne durera qu'un mois, et qu'alors il reviendra se remettre entre nos mains aussi longtemps que nous le jugerons nécessaire.

M. A. n'est pas revenu, mais à la date du 23 septembre il nous a écrit :

Mon cher docteur,

Je vais relativement très-bien, mais vous n'aviez que trop raison : je ne suis pas complétement guéri ; au mois de juillet, à la suite de grandes fatigues, de toutes sortes d'ennuis et de tracasseries et sous l'influence de l'humidité, j'ai eu quelques petits accès fébriles ; mais depuis le commencement d'août jusqu'à ce jour, je n'en ai eu que deux ou trois. C'est encore trop, et quoique je fasse du mieux possible de l'hydrothérapie à domicile, je sens bien qu'il me faudra retourner à Plessis-Lalande, mais je ne pourrai le faire qu'au mois de mars, etc., etc.

M. A. tiendra-t-il mieux sa seconde promesse que la première ? Nous le verrons bien ; et nous le dirons à nos lecteurs.

On ne saurait le contester : les premiers accidents du mois de septembre 1858 ont été le début de la *maladie paludique* qui, pendant dix ans, a si profondément altéré la santé de M. A...

Ici, l'action exercée par l'intoxication paludique sur le système nerveux s'est traduite, non — suivant la règle commune — par une *fièvre intermittente*, mais par une *névralgie intermittente, périodique*, et celle-ci, après s'être montrée très-régulièrement quotidienne pendant un mois, disparaît alors spontanément. M. A... se croit guéri, et ne pense plus à son mal passé.

Au bout d'un an, en septembre 1859, sans cause nouvelle appréciable, la *névralgie paludique* se reproduit, affectant ainsi un *type annuel* qu'on ne rencontre que très-rarement. Elle présente les mêmes caractères, suit la même marche et, pour la deuxième fois, disparaît spontanément au bout d'un mois.

En 1860, 1861, 1862, le même tableau se reproduit, si ce n'est que les *accès névralgiques apyrétiques* persistent pendant six semaines, et cependant la *nature paludique* de la maladie paraît ne pas avoir été soupçonnée, car, si du sulfate de quinine est administré, il ne l'est qu'au trentième jour, et d'une manière peu méthodique.

La rate et le foie ont-ils été explorés, percutés, limités, mesurés? Nous en doutons, car cet examen aurait certainement fourni des signes importants et caractéristiques.

C'est en présence de cas semblables, qu'en 1863 nous disions à l'hôpital militaire de Bruxelles :

« Sans parler ici du *génie intermittent*, de l'*élément intermittent*, de ce Protée qui revêt tant d'aspects différents, qui se cache au sein de tant d'accidents morbides graves, où a su le découvrir la sagacité du praticien éminent qui me fait l'honneur et le plaisir de m'écouter, — M. le professeur Everard, — je dis que la *fièvre intermittente* est l'un des principaux symptômes de l'intoxication paludique et qu'elle en signale ordinairement le début ; mais je dis aussi qu'elle n'est point un signe pathognomonique et constant, puisqu'elle se montre pendant le cours d'un grand nombre de maladies chroniques ; puisqu'il suffit, parfois, pour la faire naître, d'introduire une bougie dans le canal de l'urèthre ; puisqu'elle peut faire défaut précisément au moment où la *maladie paludique* a atteint son summum d'intensité et de gravité.

« Et ce n'est pas tout encore. La *maladie paludique* peut naître, se développer progressivement, arriver à la cachexie la plus extrême, sans que le malade ait jamais eu un seul *accès de fièvre*. Le fait a été constaté et signalé par tous les auteurs qui ont observé dans les grands foyers endémiques, et je le trouve consigné par M. le docteur Martiny, dans son remarquable travail sur la pathologie paludique de la circonscription d'Anvers.

« Les accès fébriles peuvent être remplacés par des phénomènes morbides, périodiques ou atypiques, pouvant affecter les formes symptomatiques les plus variées : *névralgie*, *troubles de la motilité et de la sensibilité*, *vomissements*, *diarrhée*, *asthme*, *palpitations*, *accidents utérins*, *albuminurie*, etc., et alors sont fréquemment commises les erreurs de diagnostic les plus graves, les erreurs de thérapeutique les plus funestes.

« Ces erreurs sont le résultat d'un examen insuffisant, trop rapide, trop superficiel. L'on percute et l'on ausculte les poumons et le cœur, l'on examine la langue, l'on tâte le pouls ; mais le reste ? A moins d'indications locales évidentes, impérieuses, combien sont-ils les médecins qui explorent convenablement, par la percussion et la mensuration, la rate et le foie, qui constatent l'état de l'utérus, qui procèdent à l'analyse chimique des urines ?

« Eh bien, croyez-en ma vieille expérience : partout et toujours, *mais surtout dans un pays palustre*, l'examen méthodique de la rate et du foie doit être une règle sans exception.

« Quels que soient les phénomènes morbides accusés par le malade, percutez avec soin, mesurez rigoureusement les organes, et souvent vous trouverez une hypérémie là où vous ne vous attendiez pas à la rencontrer, et cette hypérémie vous donnera la véritable notion pathogénique de la maladie, et les véritables indications du traitement qu'elle réclame. »

Revenons à notre observation.

Après avoir été parfaitement périodique et régulière pendant cinq ans, la maladie de M. A... perd ces caractères en 1863. Le type annuel s'allonge d'un mois ; les accès névralgiques apparaissent non plus au mois de septembre, mais au mois d'octobre, et pour la première fois, ils sont accompagnés de *fièvre;* les accès fébriles ne présentent que deux stades : frissons et chaleur, ils sont quotidiens comme les accès névralgiques, et tout disparaît encore une fois au bout de six semaines.

En 1864, nouvelles et profondes modifications : le début a lieu au mois d'août ; il n'existe plus aucune douleur, et la maladie se présente avec les caractères d'une *fièvre intermittente simple, légitime;* les accès sont encore quotidiens et ne présentent que les stades de frisson et de chaleur, mais ils ne cessent qu'au bout de deux mois et demi.

En 1865, *l'irrégularité* se prononce de plus en plus : le début a lieu au mois de mai, mais cette fois les accès fébriles sont atypiques, irréguliers. Rechute au mois d'octobre.

En 1866, des accès fébriles se montrent depuis le mois d'août jusqu'au mois de décembre, et pour la première fois ils présentent les trois stades de frisson, de chaleur et de sueur. Pour la première fois aussi, le traitement est nettement et énergiquement *antipaludique.* L'on prescrit le sulfate de quinine, *dès le premier accès;* plus tard, du valérianate de quinine, des amers, etc.; mais la fièvre n'en dure pas moins quatre mois et demi, et l'état général s'altère profondément.

En 1867, au mois de juin, la fièvre redevient quotidienne, les accès sont fort longs (9 heures) et fort intenses; l'état général devient de plus en plus mauvais; les sels de quinine restent de nouveau inefficaces, et les eaux de Vals sont impuissantes comme l'ont été, en 1865, les eaux de Saxon.

Rechute au mois d'octobre : La liqueur de Fowler et l'arséniate de soude n'empêchent pas la maladie de faire d'incessants progrès.

Au mois de mars 1868, la thérapeutique médicamenteuse est à bout de ressources, et c'est alors que nos honorables confrères Corporandy, Barbaroux et Yvan décident le malade à invoquer l'hydrothérapie scientifique.

La marche qu'a suivie pendant dix ans la *ma-*

ladie paludique de M. A... n'est-elle pas entièrement conforme au tableau que nous avons tracé et si souvent reproduit?

A Plessis-Lalande, notre attention se porte tout d'abord sur la rate et sur le foie, et l'hypérémie considérable qu'un examen méthodique nous permet de constater dans ces organes, nous donne immédiatement la clef pathologique et thérapeutique du long drame que nous raconte M. A....

Les douches locales résolutives, *les douches spléniques et hépatiques* deviennent la base du traitement, sans nous faire renoncer au bénéfice des *douches antipyrétiques* et des *douches reconstitutives*, et l'hydrothérapie méthodique et formulée produit ses merveilles accoutumées, merveilles plus profitables à l'humanité que celles du fusil Chassepot!

Mais les organes sont altérés depuis dix ans! Si au bout de deux mois nous avons obtenu la résolution complète de l'hypérémie splénique, l'hypérémie hépatique résiste encore; le malade nous quitte, le foie dépassant encore le rebord costal de 2 centimètres, et, conformément à nos prévisions, des accès fébriles sont venus lui démontrer qu'il n'est pas guéri.

Tant il est vrai que c'est la résolution complète des hypérémies viscérales qui est le *criterium* de la guérison absolue et définitive de la maladie paludique.

Une dernière observation pour montrer : 1° que la thérapeutique médicamenteuse usuelle est radicalement, absolument impuissante dans l'impaludisme chronique.

2° Que l'impaludisme chronique est une cause de lésions graves qui finissent par devenir mortelles.

3° Que l'hydrothérapie méthodique est la médication la plus puissante et la plus efficace que l'on puisse mettre en usage, mais qu'elle-même éprouve de grandes difficultés, et peut même échouer, lorsque la maladie a dépassé certaines limites de durée et de gravité.

Obs. VII. — P. est âgé de 34 ans, d'une petite taille, d'une constitution grêle, d'un tempérament lymphatique, mais néanmoins il a joui d'une bonne santé jusqu'en 1852 et ne se rappelle pas avoir été alité par une indisposition quelconque.

En 1853, P. quitte sa résidence, Chambon Sainte-Croix pour aller travailler dans une partie très-marécageuse et très-fièvreuse de la Sologne, à Marcelle en Vilette. Au bout de deux mois il est pris d'une fièvre tierce qui persiste pendant huit mois, malgré l'administration d'une quantité énorme de sulfate de quinine ; à ce moment elle devient quarte, et conserve ce type pendant deux mois.

P. revient chez lui ; la fièvre périodique disparaît, mais des accès irréguliers se montrent à des intervalles variables, qui toutefois ne dépassent guère quinze jours. Cependant l'état général commence à s'altérer ; l'appétit diminue, les digestions deviennent mauvaises, l'anémie apparaît, et bientôt elle fait de rapides progrès en raison d'épistaxis très-abondantes qui, pendant six mois, se reproduisent tous les cinq ou six jours.

Cet état persiste *pendant cinq années*, et, malgré quelques améliorations passagères attribuées tantôt au sulfate de quinine, tantôt aux amers, au fer, au quinquina, tantôt à l'arsenic, il va, d'une manière générale, en s'aggravant.

En avril 1858, P. se rend à Orléans ; en août il y est pris d'accès fébriles quotidiens, et il entre à l'hôpital ; on lui administre du sulfate de quinine à hautes doses

(1 à 2 gram.), et au bout de neuf jours la fièvre périodique est coupée. P sort de l'hôpital, et les accès fébriles irréguliers se reproduisent comme devant.

En avril 1859, P. vient à Paris et y passe l'été ; il consulte plusieurs médecins qui lui prescrivent encore qui du sulfate de quinine qui de l'arsenic, qui du fer, qui du vin de quinquina; mais, malgré tout, les accès fébriles irréguliers persistent et se compliquent de dyspepsie, de diarrhée, de telle sorte que l'anémie et l'état cachectique vont croissant.

Pendant sept années P. passe les étés à Paris, les hivers chez lui, et traîne une existence de plus en plus misérable.

En janvier 1866, a lieu tout à coup une hémorrhagie intestinale extrêmement abondante; elle se reproduit en février et en mars, affectant une périodicité mensuelle.

En avril, P. consulte un médecin qui lui prescrit du sulfate de quinine et du fer ; mais l'hémorrhagie, au lieu d'être prévenue, se reproduit à des intervalles plus rapprochés.

En mai, P. consulte M. le docteur Vergne, de La Châtre, qui conseille l'eau de Vals et les dragées de Gille ; mais cette nouvelle médication se montre aussi impuissante que toutes les autres.

Pendant quinze mois, P est constamment entre la vie et la mort, chaque hémorrhagie le plongeant pour plusieurs jours dans un état voisin de l'agonie.

Au mois d'août 1867, P. consulte M. le docteur Moreau, de Guéret. Cet honorable confrère juge avec raison que la thérapeutique usuelle ne peut plus rien dans cette circonstance, et il nous adresse le malade qui arrive à Plessis-Lalande le 5 du même mois.

Etat actuel — C'est à peine si le malade peut se traîner avec l'appui d'une canne ; il a l'aspect d'un cancéreux parvenu à la dernière période de son mal ; la face est bouffie, la peau jaune-paille, jaune-citron ; les membranes muqueuses des paupières, des lèvres, des gencives sont entièrement décolorées ; les membres sont grêles ; le ventre est distendu comme celui d'une femme au 9e mois de la grossesse; les pieds sont œdématiés, ainsi que les paupières.

La respiration est courte, fréquente, gênée, laborieuse; le pouls est petit, misérable, lent, mais régulier. Il n'existe pas d'épanchement pleural ni de lésion pulmonaire appréciable, mais la respiration vésiculaire est faible, sans bruit d'expansion, surtout à droite, où elle est remplacé par du souffle bronchique, sans qu'à la percussion l'on constate une diminution sensible de la sonorité. Le cœur est petit, l'impulsion faible; le premier bruit est accompagné d'un souffle que l'on entend également dans les vaisseaux du cou et du pli crural.

Le foie forme une tumeur considérable et comme globuleuse; en haut, il s'étend jusqu'au mamelon, en bas, il descend jusque dans la fosse iliaque, dépassant le rebord costal de 19 centim. La rate forme également une tumeur très-apparente; son diamètre vertical est de 22 centimètres. Au toucher, à la palpation, à la pression l'on sent que les deux organes hypérémiés sont très-denses, très-durs, sans rénitence et élasticité, mais ils ne présentent pas d'inégalités, de bosselures. Il existe un épanchement ascitique assez considérable et c'est par la présence de cette hydropisie et des hypérémies viscérales que l'on se rend compte de l'énorme développement de l'abdomen.

Les urines contiennent une notable quantité d'albumine; elles sont rares, foncées et sédimenteuses.

Les hémorrhagies intestinales sont presque quotidiennes depuis six mois; cependant la périodicité mensuelle se fait encore sentir par une abondance plus considérable.

Les accès fébriles irréguliers sont, depuis un an, rares et peu intenses.

L'anorexie est complète; la très-petite quantité d'aliments qu'ingère le malade provoque des douleurs gastriques, de la distension abdominale et de la diarrhée.

En présence d'un semblable état morbide, il faut avoir vu et se rappeler toutes les *résurrections* opérées par l'hydrothérapie depuis vingt ans, pour oser se charger d'un malade qu'aucun traitement ne semble devoir arracher à une mort prochaine. Malgré notre expérience, notre pronostic fut très-grave, et ce n'est qu'à notre corps défendant que nous consentions à soumettre P. au traitement hydrothérapique. Les hémorrhagies nous inspiraient les plus sérieuses inquiétudes, non-seulement par elles-mêmes et en raison de l'extrême faiblesse du malade, mais encore — et surtout — parce qu'elles nous paraissaient indiquer une lésion grave du foie ou de la rate, et peut-être de ces deux organes.

Nous ne suivrons pas dans tous ses détails, dans toutes ses vicissitudes, ce long et difficile traitement, et nous allons résumer en peu de mots ce qu'il nous reste à dire d'une observation qui n'est pas terminée.

Le 5 décembre P., rappelé impérieusement chez lui par ses affaires, quittait Plessis-Lalande dans l'état suivant :

L'appétit est vif et la digestion bonne ; le teint est encore pâle, mais il n'est plus jaune-verdâtre ; l'anémie, l'état cachectique, l'asthénie générale ont beaucoup diminué, le malade se promène toute la journée dans le parc et a été plusieurs fois à Paris sans en éprouver de fatigue. Il n'y a plus trace d'albumine dans les urines, et l'œdème des extrémités inférieures a disparu depuis deux mois. Les hémorrhagies ont été en diminuant de fréquence et d'abondance, mais il en existe toujours.

« *Je suis guéri*, dit P. *et je n'ai plus que des forces à « prendre*, » mais nous ne partageons pas cette illusion. Non, P. n'est pas *guéri*, car le foie dépasse encore le rebord costal de 11 cent., et le diamètre vertical de la rate est encore de 13 centim. Mais le malade résiste à nos instances et prend congé de nous.

Le 12 février 1868, P. revient à Plessis-Lalande ; nos prévisions se sont réalisées, et il a perdu une grande partie de l'amélioration obtenue. Les accidents dyspeptiques ont reparu ; les hémorrhagies sont devenues plus fréquentes et plus abondantes, les forces ont diminué, l'état anémique et cachectique se prononce. *Cependant le foie et la rate ont conservé les limites constatées le 5 décembre.*

Le traitement hydrothérapique est immédiatement recommencé, et les douches résolutives, spléniques et hépatiques sont rendues aussi actives que le permet la prudence, le malade nous déclarant qu'il ne peut nous consacrer que six semaines.

Le 27 mars, P. nous quitte pour la seconde fois, dans un état relativement très-satisfaisant. Les fonctions digestives s'accomplissent bien ; le teint et les lèvres sont colorés ; le malade n'a eu que trois hémorrhagies peu abondantes.

Mais le foie dépasse encore le rebord costal de 6 centim. et le diamètre splénique est encore de 9 centim.

P. n'est donc pas encore *guéri*; mais instruit par l'expérience, il le comprend et il a pris ses mesures pour continuer chez lui un traitement hydrothérapique méthodique et régulier.

Plusieurs mois s'écoulèrent ; nous n'avions reçu aucune nouvelle de P., et peu confiant dans le traitement suivi par lui à domicile, nous le supposions fort malade... sinon mort.

Dans les premiers jours de décembre nous avons reçu la visite de P., amené à Paris par ses affaires. « Je me « porte bien, nous dit-il, je mange, je dors, et je fais « mes affaires ; depuis huit mois je n'ai pas eu d'hémor- « rhagie et je viens vous demander s'il me faut encore « continuer les douches que je m'administre conscien- « cieusement deux fois par jour depuis mon départ de « Plessis. »

« Oui — avons-nous répondu, car si le foie est rentré dans ses limites physiologiques, le diamètre splénique est encore trop grand (7 centim.).

« Continuez avec persévérance, et nous vous promettons aujourd'hui ce que nous n'avons jamais voulu vous promettre jusqu'à ce jour, la GUÉRISON — une guérison complète et durable. »

Lorsque, le 5 août 1867, P. est venu se mettre

entre nos mains, la mort était manifestement imminente.

Le malade succombait non à la *fièvre intermittente*, mais au cercle vicieux établi entre les hypérémies viscérales et l'hémopathie.

La cause directe, immédiate de la mort prochaine était l'état morbide général représenté par l'anémie, la cachexie et l'asthénie générale.

Sous l'action désormais bien connue de l'hydrothérapie méthodique, sous l'action complexe et spécifique de cette médication, les hypérémies viscérales diminuent, les fonctions digestives s'améliorent et le sang tend à se reconstituer.

Mais le traitement est abandonné prématurément, la rate et le foie dépassant encore de beaucoup leurs limites physiologiques; dès lors l'amélioration progressive s'arrête, pour faire place, bientôt, à une aggravation progressive.

La médication hydrothérapique est recommencée, poursuivie avec persévérance, — et aujourd'hui, c'est-à-dire *au bout de dix mois de traitement*, la guérison peut être considérée comme devant être obtenue dans un délai plus ou moins prolongé.

La marche suivie par la maladie nous démontre, à l'heure qu'il est, que c'est exclusivement à la lésion hépatique qu'il faut rattacher les hémorrhagies, et ici se présente une question d'un grand intérêt au triple point de vue du diagnostic, du pronostic et du traitement; elle sera l'objet d'un prochain travail.

Contrairement à nos prévisions, et à ce que l'on observe dans la grande majorité des cas, l'hypérémie splénique s'est montrée ici plus réfractaire que l'hypérémie hépatique.

CONCLUSIONS GÉNÉRALES.

I. — Lorsque l'intoxication paludique se traduit, de prime abord, par des phénomènes morbides périodiques, l'on doit, — *à défaut de la médication hydrothérapique antipériodique formulée, qui est la médication la plus rationnelle et la plus sûrement efficace*, — l'on doit, quels que soient les caractères symptomatiques de ces phénomènes, les combattre par l'emploi *méthodique* des médications médicamenteuses usuelles.

II. — Lorsque l'intoxication paludique se traduit, de prime abord, par des phénomènes morbides intermittents atypiques, irréguliers, ou lorsque les phénomènes périodiques ont résisté, *pendant un mois*, à l'emploi des médications usuelles, IL FAUT renoncer à ces médications, sous peine, non-seulement de ne pas guérir le malade et de laisser la maladie s'aggraver progressivement par sa marche naturelle, mais encore d'ajouter à la *maladie paludique* une *maladie médicamenteuse*, telle que la cachexie quinique, la cachexie iodique, l'intoxication arsénicale, etc.

III. — Dans les cas de ce genre, — c'est-à-dire dans l'*impaludisme chronique*, — les phénomènes morbides intermittents, — périodiques ou atypiques, — et les accès fébriles en particulier, ne sont plus que des symptômes accessoires ; la *maladie paludique* est alors principalement représentée par le cercle vicieux morbide qui s'établit entre les *hypérémies viscérales* et l'*hémopathie*, c'est-à-dire l'anémie, la cachexie et l'asthénie générale.

IV. — Les *hypérémies paludiques* peuvent occuper tous les organes de l'économie; mais dans l'immense majorité des cas elles occupent la rate et le foie (250 fois sur 252), soit la rate et le foie simultanément (139 fois sur 250), soit la rate exclusivement (99 fois sur 250), soit le foie exclusivement (12 fois sur 250).

V. — Le type de la *fièvre paludique* n'exerce aucune influence appréciable sur le développement et le siége des *hypérémies paludiques;* il n'en est pas de même en ce qui concerne le *lieu d'origine.*

VI. — L'*hypérémie splénique*, qui est la plus fréquente (238 fois sur 250), se montre sous toutes les latitudes, mais c'est dans les *climats froids ou tempérés* qu'elle atteint son maximum, le foie conservant ses limites physiologiques ou ne les dépassant que peu.

VII. — L'*hypérémie hépatique* se montre surtout dans les *climats chauds* (103 fois sur 151); lorsqu'elle se développe dans les *climats froids ou tempérés* (48 fois sur 151), c'est que la maladie a été contractée dans des *localités particulièrement palustres*, c'est-à-dire dans des *foyers infectieux intenses.*

VIII.—Toutes choses égales d'ailleurs, l'hypérémie hépatique est plus grave que l'hypérémie splénique. Elle altère plus constamment, plus rapidement et plus profondément les fonctions digestives; elle accélère, par conséquent, le développement de l'anémie, de la cachexie, de l'asthénie générale; lorsqu'elle dépasse un certain degré elle est accompagnée presque toujours d'impuissance génésique, d'hypocondrie, de mélancolie, de nosomanie, de nécrophobie. Enfin elle résiste ordinairement plus que l'hypérémie splénique à l'action des douches résolutives.

IX. — Le volume des organes hypérémiés, — c'est-à-dire le *degré de l'hypérémie*, — est en raison directe de l'*âge de la maladie.*

X. — Dans l'*impaludisme chronique*, la *médication hydrothérapique antipaludique, méthodique et formulée*, constitue le *traitement* NÉCESSAIRE et SPÉCIFIQUE de la maladie, car aucun autre modificateur connu ne peut, au même titre, rompre le cercle vicieux que nous avons signalé, en agissant *directement et simultanément* sur les hypérémies viscérales et sur l'hémopathie.

XI. — La résolution complète et définitive des hypérémies viscérales, opérée conformément à la LOI que nous avons établie, est le véritable critérium de la guérison absolue de l'intoxication paludique.

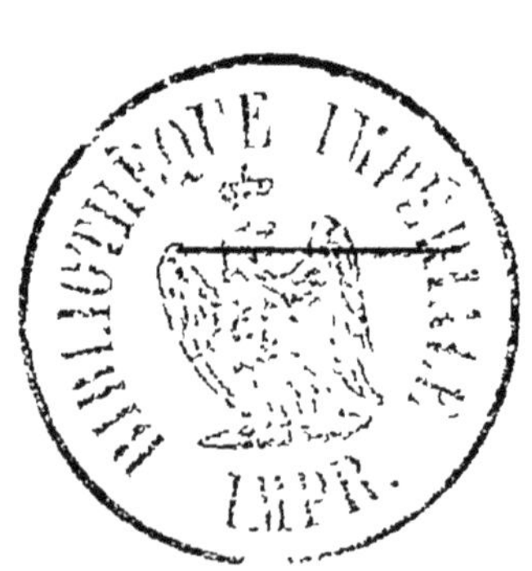

CLINIQUE
HYDROTHÉRAPIQUE
DE
PLESSIS-LALANDE

PARIS. — IMP. VICTOR GOUPY, RUE GARANCIÈRE, 5.

www.ingramcontent.com/pod-product-compliance
Ingram Content Group UK Ltd.
Pitfield, Milton Keynes, MK11 3LW, UK
UKHW020125200726
13856UKWH00002B/743

9 782011 741004